SCORPIO

W0075924

DR. MICHAEL KÖNIG

BURN-OUT

Das quantenmedizinische Heilkonzept

Diagnose – Prävention – Soforthilfe

SCORPIO

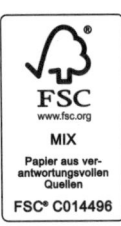

© 2012 Scorpio Verlag GmbH & Co. KG, Berlin · München
Umschlaggestaltung und Motiv: David Hauptmann,
Hauptmann & Kompanie Werbeagentur
Satz: BuchHaus Robert Gigler, München
Druck und Bindung: GGP Media GmbH, Pößneck
ISBN 978-3-942166-80-5

www.scorpio-verlag.de

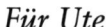

Für Ute

INHALT

EINLEITUNG

Ausgebrannt, leer, am Nullpunkt – immer mehr Menschen leiden unter dem Burn-out-Syndrom. Sie klagen über Erschöpfung, massive körperliche Beschwerden, Depressionen und Suizidgedanken. Nichts geht mehr, diese schockierende Erfahrung wirft die Betroffenen völlig aus der Bahn. Hilflos sehen sie zu, wie ihnen das Leben entgleitet. Wie kann es so weit kommen? Warum werden die Alarmzeichen häufig übersehen? Gibt es langfristige Heilungschancen, oder ist Burnout eine Störung, die sich jederzeit wiederholen kann?

Als Quantenphysiker beschäftige ich mich seit geraumer Zeit mit Fragen der körperlichen und seelischen Gesundheit. Auf diesem noch jungen Forschungsgebiet sind in den vergangenen Jahrzehnten bahnbrechende Entdeckungen gemacht worden. Die Konsequenzen erlauben einen völlig neuen Blick auf das menschliche Energiesystem und sind daher besonders im Hinblick auf das Burn-out-Syndrom geradezu revolutionär.

Inzwischen lassen sich die Voraussetzungen für Gesundheit, Energie und Lebensfreude naturwissenschaftlich exakt analysieren. Ausgehend von der Quanten- und Biophysik, konnte man feststellen, dass energetische Prozesse auf der subatomaren Ebene unseres Organismus ein komplexes Geschehen formen, das wesentlich über unser Wohlbefinden entscheidet. Dabei werden Körper, Geist und Seele als ein Informationssystem betrachtet, in dem alles wechselwirkend miteinander verbunden ist. Seit man weiß, dass unser Bewusstsein steuernd in diese Prozesse eingreift, können wir mit Sicherheit sagen: Wir alle haben es selbst in der Hand, ob wir von Glück erfüllte Wesen sind oder ob wir in Krankheit und Depression versinken. Wir haben große Gestaltungsmacht, größer, als die meisten ahnen.

Das Konzept der Quantenheilung entwickelt aus den zentralen Prinzipien der modernen Quantenphysik eine Heilmethode, die blockierte Energie wieder freisetzt. Damit gehört die Quantenheilung zu den vielversprechendsten Therapien, die uns zurzeit zur Verfügung stehen. Was sie so revolutionär macht, ist die Tatsache, dass man keinen Arzt und keinen Heiler dafür braucht, sondern allein durch Wissen und Bewusstheit Selbstheilungskräfte in Gang setzen kann. Jeder ist seines Glückes Schmied, heißt es in dem bekannten Sprichwort. Doch wir sind noch viel mehr: potenzielle Schöpfer unserer Gesundheit und unserer Vitalität.

Alles ist Energie. Dieser Satz gilt in der Quantenphysik als grundlegende Erklärung für das, was wir sind und was uns umgibt – von der einzelnen Zelle bis zum Universum. Auch unser Organismus ist nicht starre Materie, sondern besteht aus schwingenden Elementarteilchen. Von größter Bedeutung ist dabei, dass ein permanenter Energietransfer stattfindet. Ist dieser Austausch gestört, so hat das einen empfindlichen Energieverlust zur Folge. Was auf der Ebene der Elementarteilchen als Blockade zu beobachten ist, wird anschließend auch auf der physischen und psychischen Ebene manifest, als körperliche und seelische Erkrankung, ausgelöst durch Energiemangel.

Leider wissen bisher nur wenige um diese Wirkmechanismen. Noch immer hängen die meisten Menschen dem mechanistischen Weltbild an, das Geist und Materie voneinander trennt. Statt unser Bewusstsein zu entwickeln und Hoheit über unser Leben zu gewinnen, liefern wir uns negativen Bedingungen aus, die Körper und Seele zermürben. So ist es auch kein Zufall, dass das Burn-out-Syndrom zu einem beängstigenden Massenphänomen werden konnte. Es ist ein Zeichen dafür, dass wir den Kontakt zu uns und unseren Energien verloren haben.

Bisher versuchte man, dem Burn-out-Syndrom mit dem gesamten Spektrum traditioneller Therapien zu begegnen. Psychotherapie, Verhaltenstherapie und Selbsterfahrung werden angeboten, dazu medikamentöse Behandlungen. Doch die Heilerfolge bleiben häufig aus. Zu massiv sind die Krankheitsbilder, zu tief wurzeln offenbar die psychischen und physischen Beschwerden. Deshalb verlagert sich das Interesse zunehmend auf den sogenannten komplementärmedizinischen Bereich. Darunter versteht man diagnostische und therapeutische Verfahren, die Ergänzungen und Erweiterungen des schulmedizinischen Ansatzes suchen.

Die Quantenheilung nimmt hier eine Sonderstellung ein. Sie ist nicht eine Therapie von vielen, sondern ermöglicht eine neue Einstellung zu sich selbst, mit der man langfristig gestörte Energieflüsse reaktivieren kann. Dementsprechend geht dieses Buch dem Phänomen Burn-out in neuartiger Weise auf den Grund. Es zeigt Ihnen, wie Sie Einfluss auf jene energetischen Prozesse nehmen, die Ihnen dauerhaft Vitalität schenken. Sie werden erfahren, dass Burn-out kein Schicksal ist, sondern die Folge mangelnder Achtsamkeit und fehlender Selbstwahrnehmung. Auf spannende und leicht verständliche Weise möchte ich Sie in die verborgene Welt der Elementarteilchen führen, die im biophysikalischen Sinne den Energiehaushalt des Menschen regeln. Mit diesen Erkenntnissen eröffnen sich Perspektiven der Heilung auf einer ganzheitlichen Ebene, durch die Verknüpfung ältester spiritueller Weisheit und modernster Physik.

Ganz gleich, ob Sie erste Anzeichen eines Burn-outs spüren oder bereits in der Spirale der Erschöpfung gefangen sind – dieses Buch nimmt Sie mit auf eine Reise zu sich selbst, bis in die feinsten Strukturen Ihres Organismus, damit Sie selber ak-

tiv werden können. Mit leicht nachvollziehbaren Übungen
werde ich Ihnen praktische Hinweise geben, wie Sie Ihr Bewusstsein erwachen lassen und innerlich wie äußerlich gesunden. So können Sie Ängste und traumatische Erfahrungen
bearbeiten, falsche Konditionierungen und verdrängte Verletzungen werden ausgeleitet. Wir müssen die zerstörerischen
Kräfte kennen, die auf den Menschen heute einwirken, von
Stress, Lichtmangel und falscher Ernährung bis hin zu Ohnmachtgefühlen und Ängsten. Durch innere Reinigung, Meditation und Aktivierung der Energiezentren gelangen wir zu
seelischer Ausgeglichenheit und körperlicher Stärke.

Das Ziel der Quantenheilung ist es, umfassende Regenerationsprozesse in Gang zu setzen. Gerade beim Burn-out-Syndrom hat sich diese Methode bewährt, weil sie unmittelbar
und wirkungsvoll beim gestörten Energieaustausch ansetzt. In
meine Seminare kommen mittlerweile viele Schulmedi-ziner.
Auch klassisch ausgebildete Ärzte wissen um die Begrenztheit
der Möglichkeiten, Burn-out-Patienten mit pharmazeutischen
Mitteln zu therapieren. Ihnen ist klar, dass es kein Medika-
ment gibt, mit dem man einen Burn-out behandeln kann. Deshalb suchen sie nach einer Erweiterung der Heilmöglichkeiten.

In meinen täglichen Arbeitsfeldern der Quantenphysik
und der Komplementärmedizin erlebe ich eine große Nach-
frage gerade aus dem Kreis der Mediziner. Sicher, es mag einen harten Kern der Traditionalisten geben, die sich diesen
Themen rundheraus verweigern. Doch im Grenzbereich von
Medizin und Psychotherapie, im Kontext der Behandlung
psychosomatisch bedingter Erkrankungen, hat sich dies
längst geändert. Eine wachsende Gruppe von Ärzten öffnet
sich den energie- und quantenmedizinischen Möglichkeiten.
Das beobachte ich auch auf wissenschaftlichen Kongressen,
wo Biophysiker und Quantenphysiker referieren – im Publi-
kum sitzen überwiegend Mediziner.

Wichtig ist mir dabei, dass das Konzept der Quantenheilung streng wissenschaftlich fundiert bleibt. Wie bei allen neuen Entwicklungen sind durch Popularisierung und Missbrauch auch oberflächliche Varianten im Umlauf. Zwar wird der Begriff Quantenheilung verwendet, aber was tatsächlich quantenphysikalisch passiert, wird nicht vertieft. Deshalb erläutere ich in diesem Buch auch Theorien der Grundlagenforschung und bereite sie so auf, dass sie einem Laien verständlich werden. Was wir brauchen, ist ein tiefer gehendes naturwissenschaftliches Verständnis für das Wesen von Energie und die Ursachen des Energiemangels. Daher gebe ich Ihnen einen Einblick in das Wunderwerk unseres Körpers und unserer Seele, wie es von der modernen Physik auf verblüffend neue Weise erforscht wurde.

Die höhere Zielsetzung der Quantenheilung ist eine umfassende Transformation, die eine spirituelle Entwicklung einschließt. Ohne ein sinnstiftendes, werteorientiertes Bezugssystem können wir unser Bewustsein nicht aus dem Zustand der Fesselung herausführen. Erst die Selbstverortung im erweiterten Kontext einer sinnerfüllten Welt weist uns einen Platz zu, an dem wir uns in unserer Einzigartigkeit annehmen können und unser Leben frei gestalten.

Bereits bei den ersten Anzeichen von Erschöpfung wird dieses Buch Ihnen helfen, Ihr Energiesystem zu stabilisieren und Erkrankungen zu vermeiden. Niemand muss zum Opfer eines Burn-outs werden – vorausgesetzt, er kennt das Geheimnis der energetischen Lebensweise. Wenn Sie wissen, was Ihnen guttut und wie Sie Ihre Energie wiederfinden, haben Sie den Schlüssel für eine ganzheitlich ausbalancierte Existenz in Händen. Sie werden neue Kraftquellen erschließen und Energieverluste vermeiden. Sie werden spüren, wie Sie Körper und Seele in einem Zustand energetischer Harmonie halten, Tag für Tag. Entdecken Sie Ihre verborgenen Potenziale und betreten Sie den Weg des Lichts und der Liebe. Es ist alles in Ihnen und wartet nur darauf, erweckt zu werden.

1. ERSCHÖPFT –
warum die Symptome verdrängt werden

Übersehene Anzeichen

Jeder Burn-out ist eine Aufforderung zur Transformation. Spürt ein Mensch, dass sich seine Erschöpfung einem Punkt nähert, an dem er den Anforderungen seines Alltags nicht mehr gewachsen ist, so ist das ein ernstes Alarmzeichen. Kommt es schließlich zum Zusammenbruch, müssen wir darin eine unmissverständliche Aufforderung zur Veränderung sehen. Jeder Zusammenbruch trägt daher grundsätzlich die Chance zu einem Neuanfang in sich. Es geht um Loslassen, aber auch um Vertrauen. Wir werden herausgefordert, nicht nur unsere Gesundheit zum Thema zu machen, sondern auch unser geistiges Bezugssystem, aus dem wir Lebensvertrauen ziehen können. Worauf stützen wir uns? Mit welchen Werten leben wir? Worauf können wir uns verlassen? Was gibt uns Kraft?

Wir haben es beim Burn-out mit einem Phänomen zu tun, das nicht einfach eine vorübergehende Krankheit ist, die mit bestimmten Therapien geheilt werden kann. So hätten wir es natürlich gern, ganz im Sinne einer vereinfachten Sicht auf den Körper. Viele Menschen betrachten sich in Analogie zu einer Maschine, deren Störung behoben werden kann, indem man einfach ein defektes Teil austauscht. Genauso verhalte es sich auch mit dem Körper und der Seele, meinen sie. Wenn ein entzündeter Blinddarm entfernt werden könne, so müssten doch auch Schmerzen, Müdigkeit und Depression irgendwie zu eliminieren sein. Sie wünschen sich eine rasch wirkende Methode, die alle Störungen behebt und den Organismus gleichsam repariert – als ginge es um ein Auto, bei dem die Zündung nicht mehr funktioniert.

Gerade diese eindimensionale Haltung ist es, die zum Burn-out führt, in Verkennung der Tatsache, dass Körper, Geist und Seele eine Einheit bilden. Wir sind mehr als die Summe unserer Teile. Und wir leben in einer Zeit, in der jeder Einzelne die Gesamtverantwortung für sich übernehmen sollte. Nur so kann er sein Leben mit Lebensfreude, Glück und Gesundheit bereichern. Letztendlich müssen wir also selbst dafür sorgen, dass es uns gut geht. Während ein Kind noch darauf bauen kann, dass seine Eltern nach ihren Möglichkeiten alles für seine freie Entfaltung tun, muss der Erwachsene selbstständig unterscheiden lernen, was ihm guttut und was sein Wohlbefinden fördert.

Dieser Lernprozess bleibt aber häufig aus. Ein verantwortlicher Umgang mit sich selbst ist eher selten zu beobachten. Wir haben verlernt, auf uns zu achten und uns nachhaltig mit Energie zu versorgen. Stattdessen haben wir uns Verhaltensweisen angewöhnt, die selbstschädigend wirken und zu körperlicher, emotionaler und geistiger Erschöpfung führen: zum Burn-out-Syndrom. Es wird als eine jener Zivilisationserkrankungen eingestuft, die sich am raschesten ausbreiten, vorrangig in den westlichen Industriegesellschaften. Immer mehr Menschen fühlen sich gehetzt und ausgepowert. Sie sind überarbeitet und beziehungslos, verlieren alle Lebensfreude und driften in tiefe Resignation. Alles wird zu viel. Nichts geht mehr.

Wir sollten uns bewusst sein, dass das Leben kostbar ist und dass wir es deshalb auch als einen Schatz betrachten sollten, der größter Achtsamkeit bedarf. Deshalb ist jede Störung ein Warnzeichen, das sich auf das Gesamtsystem bezieht.

Doch wir behandeln die Symptome lieber isoliert und verdrängen die Möglichkeit, dass wir sehr grundsätzlich über uns nachdenken sollten. Insofern bilden die typischen Phasen eines Burn-outs ab, wie unfähig viele sind, einen aufmerksamen und respektvollen Umgang mit sich selbst zu finden.

Jeder Burn-out hat eine Vorgeschichte. Interessanterweise wird sie von den Betroffenen jedoch meist nicht wahrgenommen. Vielmehr leben sie mit Belastungen, derer sie sich nicht bewusst sind. Deshalb empfinden sie den Burn-out als ein plötzliches, schicksalhaftes Ereignis, das ihnen ein Rätsel bleibt. »Warum gerade ich?«, fragen sie. Gerade schien das Leben noch in Ordnung zu sein, auf einmal aber sind sie wie blockiert. Einen Auslöser dafür mag es gegeben haben, vielleicht eine heftige Auseinandersetzung unter Kollegen oder ein misslungenes Projekt. Doch solche Ereignisse erscheinen eher wie der berühmte Tropfen, der ein randvoll gefülltes Fass zum Überlaufen bringt. Und erst jetzt stellen sie sich die überfällige Frage, was eigentlich nicht stimmt mit ihrem Leben.

Aus der Perspektive des Betroffenen kündigt sich der Burn-out eher unspektakulär, fast unmerklich an. Eine schleichende Erschöpfung ergreift von ihm Besitz. Er fühlt sich müde, vielleicht auch ein wenig überfordert. Dennoch schenkt er diesen Anfangssymptomen keine besondere Beachtung. Warum auch? Schließlich ist der Alltag der meisten Menschen durch Hektik und Zeitmangel geprägt. Viele sind atemlos, ohne es recht zu bemerken. Das Arbeitspensum steigt, bedingungslose Verfügbarkeit und Erreichbarkeit sind selbstverständlich in einer vernetzten Welt. Stress ist kein Ausnahmezustand mehr, sondern ein vorherrschendes Grundgefühl. Worüber sich also beschweren?

Hinzu kommt die Scham. Kaum jemand gibt gern zu, dass er nicht mehr mühelos alles schafft, was von ihm gefordert wird. In einer Gesellschaft, in der allein Leistung zählt, hat man Stärke zu zeigen. Nichts fürchten wir so sehr wie die

Demaskierung unserer Schwäche. Also strengt man sich noch mehr an, gönnt sich noch weniger Ruhepausen und tut alles, um reibungslos zu funktionieren. Unterdessen mehren sich die Alarmsignale – Schlafstörungen, chronische Schmerzen, auffällig häufige Infekte. Hinzu kommen emotionale Schwankungen zwischen Aggression und Depression, Konzentrationsprobleme und diffuse Ängste. Doch auch diese Symptome werden beiseitegeschoben oder als vorübergehendes Formtief abgetan.

Darauf folgt eine Phase der sogenannten Depersonalisierung. Der Betroffene ist in seiner Emotionalität so stark eingeschränkt, dass er weder sich selbst noch andere als fühlende Wesen wahrnimmt. Ihm fehlt es an Empathie. So, wie die eigenen Gefühle verdrängt werden, werden sie auch beim Gegenüber nicht mehr erkannt, und das Handlungsspektrum verengt sich auf Routinen. Daher behandelt man sich selbst und sein Umfeld nur noch auf der Funktionsebene. Besonders deutlich wird dies in helfenden Berufen, wie sie Ärzte und Krankenpfleger ausüben, aber auch beispielsweise in Lehrberufen oder Berufsfeldern, die auf intensivem Kundenkontakt basieren. Fachleute sprechen von Affektstarre. Eine emotionale Gleichgültigkeit entsteht, ein automatenhaftes Verhalten, mit dem die Aufgaben abgearbeitet werden. Nicht selten geht diese Haltung mit der Geringschätzung anderer einher, manchmal sogar mit einer zynischen Haltung.

In der nächsten Phase neigen die Betroffenen folgerichtig zum Rückzug. Sie fühlen sich unverstanden von Familie, Freunden und Kollegen und ziehen die selbstgewählte Isolation vor. Mit dem Wegfallen der Kontakte entsteht ein Vakuum, das mit Grübeleien und Selbstzweifeln gefüllt wird. Um sie zu kompensieren, erscheinen Süchte als einziger Ausweg. Oft ist es Alkohol, manchmal auch ein Aufputschmittel oder Psychopharmaka. Selbst exzessives Shopping gehört in diese Kategorie. All das wirkt weiter schwächend. Weil die Energien längst nicht mehr ausreichen, wächst dem Überforderten nun alles über den Kopf: der Beruf, die Familie, die Freunde. Bis es zum Kollaps kommt.

Wie aus heiterem Himmel überfällt den Erschöpften eine völlige Lähmung, mitten im vertrauten Alltag. Selbst kleinste Herausforderungen sind plötzlich nicht mehr zu meistern. Gerade noch eiferte man einem nahezu perfektionistischen Selbstbild nach, nun erscheint alles sinnlos. Unwertgefühle machen sich breit, Antriebsschwäche gleitet über in Passivität. Gedanken an Selbstmord tauchen auf, die Sehnsucht, dass endlich Schluss sein soll mit dem selbstgewählten Wahnsinn permanenter Überlastung. Manche sprechen von einem Seeleninfarkt. Spätestens jetzt lautet die Diagnose Burn-out.

Das Umfeld ist zumeist entsetzt, weil die Erkrankten kaum Hinweise auf ihren besorgniserregenden Zustand gegeben haben. Doch gerade dies ist ein Symptom. Übersehene Anzeichen und die Überspielung von Problemen gehören wesentlich zum Krankheitsbild des Burn-outs, der insofern auch als gestörte Selbstwahrnehmung charakterisiert werden kann. Deshalb ist es wichtig für jeden, sich eingehend mit seinem Befinden auseinanderzusetzen. Wer sich systematisch ignoriert und kleinere Störungen unbearbeitet lässt, befindet sich bereits auf dem Weg zum Burn-out. Allerdings scheint es ein typisches Phänomen zu sein, dass wir uns nicht adäquat wahrnehmen. Dies hat strukturelle Gründe, die unmittelbar mit unserer Lebensweise zu tun haben und mit den gesellschaftlichen Bedingungen, unter denen wir uns behaupten müssen.

Die überanstrengte Gesellschaft

Die Zahl der Burn-out-Fälle hat inzwischen alarmierende Ausmaße angenommen. Vor Kurzem hat die Weltgesundheitsorganisation WHO festgestellt, dass mindestens 26 Prozent aller Arbeitsausfälle in der EU psychisch bedingt sind. Nach Untersuchungen der AOK befinden sich 30 Prozent aller deutschen Arbeitnehmer in einem Zustand schwerer Erschöpfung. Allein im Zeitraum von 2004 bis 2010 ist hier die Zahl der an Burn-out-Erkrankten um das Neunfache gestiegen. Das Wissenschaftliche Institut der AOK errechnete, dass im Jahr 2010 knapp 100.000 der gesetzlich krankenversicherten Mitglieder am Arbeitsplatz fehlten. Und dabei sind noch nicht einmal jene berücksichtigt, die privat versichert sind, oder Mütter, die Familienarbeit leisten.

Skeptiker unterstellen demgegenüber, dass ein Burn-out nur ein Vorwand sei, sich der Verantwortung zu entziehen. Sie mutmaßen, dass es sich um einen Modebegriff handele, hinter dem sich Bequemlichkeit, wenn nicht Faulheit verberge. Selbst das Deutsche Ärzteblatt, die Fachzeitung der Bundesärztekammer, sprach von einer »Modediagnose«, als sei Burn-out ein Phantomleiden. Doch das Burn-out-Syndrom ist weder eine Modekrankheit noch eine Flucht. Es ist Ausdruck eines Lebensmodells, in dem das menschliche Maß verloren ging. Längst geht es nicht mehr um das vermeintliche Versagen Einzelner, es geht um die Symptome einer überanstrengten Gesellschaft.

Unsere Leitlinien und Wertevorstellungen haben sich in den letzten 100 Jahren fundamental verändert. Wir beobachten heute einen allgemeinen Werteverlust, der sich als Abkehr von Religiosität, Spiritualität und ethischen Überzeugungen äußert. Wenn den Menschen Werte gleichgültig werden, dann werden sie auch sich selbst gegenüber gleichgültig. Heute haben wir es mit einer Rücksichtslosigkeit zu tun, die in vielen Bereichen unserer Gesellschaft sichtbar wird. Das beobachten wir im Finanzwesen und in der Art und Weise, wie wir mit den Ressourcen unseres Planeten umgehen, aber auch mit den Ressourcen des Menschen, der Arbeitskraft, der Gesellschaft. Überall herrschen die Gesetze des kurzfristigen Profits. Man denkt in kleinen Zyklen und setzt auf den kurzzeitigen Erfolg, statt zu bedenken, welche Auswirkungen langfristig zu erwarten sind.

Die Konsequenzen sind nicht mehr zu übersehen. Es sind destruktive und instabile Systeme entstanden, die zum Kollaps neigen. Längst zeigen sich überall Krisensymptome. Unser Finanzsystem gerät aus den Fugen, die Umweltzerstörung erreicht bedrohliche Ausmaße. Ein Zustand der Überdehnung ist erreicht, in dem die Systeme ihre Funktionszusammenhänge nicht mehr gewährleisten können. Was sich auf der Makroebene abspielt, wiederholt sich auf der Ebene des Einzelnen. Auch der Mensch kollabiert in diesen Systemen, weil er keine Rücksicht auf sich selber nimmt. Er lebt an seinen Bedürfnissen vorbei und verliert seine Orientierung. Der innere Kompass fehlt, er brennt aus, und irgendwann ist die Flamme erloschen.

Viele registrieren diese Tendenz mit Fatalismus. Der Konkurrenzdruck wächst, und es scheint keinen Ausstieg mehr zu geben aus der Schleife von Überlastung und Erschöpfung. Wer sich den Strukturen verweigert, muss mit dem Verlust von Arbeitsplatz und sozialer Anerkennung rechnen. Selbstausbeutung wird zum Prinzip, Pardon wird nicht gegeben. Scheinbar haben wir keine Wahl: Entweder wir passen uns an oder wir entziehen uns und stürzen ins Bodenlose. Burn-out ist daher eine Erkrankung, die weniger die Schwachen, nicht Belastbaren trifft, sondern gerade jene, die unbedingt stark sein wollen. Oft sind es die Leistungsbetonten und Engagierten, die Idealisten und Pflichtbewussten, die betroffen sind. Zuweilen können sie sogar beeindruckende Erfolge aufweisen – bis sie unvermittelt vor dem Zusammenbruch stehen.

So beschreibt es auch Starkoch Tim Mälzer, den Millionen Fernsehzuschauer als gut gelaunten Entertainer kennen. Mälzers Geschichte ist typisch für Burn-out-Patienten. Jahrelang ging es nur aufwärts. Er wurde zum Publikumsliebling, arbeitete bis zu 18 Stunden täglich und war ständig auf Reisen. Sein gesamtes Leben ordnete er der Karriere unter. Eines Tages brach er während der Dreharbeiten zu seiner Kochshow mit einem Weinkrampf zusammen. Dem Magazin *Stern* erzählte er später: »Ich habe mich damals ins Auto gesetzt und hatte das Gefühl, jetzt hilft nur noch gegen die Wand fahren. Ich dachte: Das machst du jetzt. Einfach Schluss.« Und er bekennt: »Das war eine nüchterne Entscheidung, nix Depressives. Auch keine Traurigkeit oder Schlappheit, nur Leere.«

Ähnlich schildern es Prominente wie Popstar Robbie Williams, Schalke-Coach Ralf Rangnick, Startenor Roberto Villazón oder der SPD-Politiker Matthias Platzeck – öffentliche Personen also, die wir von fern bewundern und in deren Innerem sich unbemerkt Qualen abspielen. Über Jahre hinweg sind sie extrem einsatzfähig und belastbar. Sie schonen sich nicht und verkörpern mit ihrem hohen Leistungsethos das Bild des aktiven, selbstbestimmten Menschen. Dass sie es versäumen, achtsam mit ihren Energieressourcen umzugehen, ist ihnen nicht bewusst. Mit der alleinigen Konzentration auf den Beruf verkümmern alle anderen Lebensbereiche. »Sie definieren sich fast ausschließlich über den Job«, sagt Mentaltrainer Holger Fischer, der Spitzenfußballer betreut. »Sie sehen sich kaum noch als Ehemann, Partner oder Freund. Es zählt nur noch der Job. Bei einer Niederlage fühlen sie sich wertlos. So entsteht ein unvorstellbarer Druck, an dem viele zerbrechen.«

Vom Burn-out bedroht sind aber auch Menschen, denen wir täglich begegnen: der Lehrer unserer Kinder, die Verkäuferin, die nebenan wohnt, der Versicherungsangestellte, mit dem wir einen Schadensfall abwickeln. Sie alle werden durch den Burn-out jäh aus dem Leben geworfen, einstmals Getriebene, denen nun nichts mehr gelingt. Treffen kann es jeden, unabhängig von Beruf und sozialer Schicht. Burn-out ist kein

Luxusproblem, sondern ein völliges Versagen im Umgang mit dem Leben, das in ganz unterschiedlichen Bereichen zum Ausdruck kommen kann.

Oft ist eine stationäre Behandlung erforderlich. Erst in der Schutzzone einer Klinik, weitab vom gewohnten Umfeld, sind dann erste Klärungen möglich. Der Patient kann sich den krank machenden Bedingungen entziehen und Abstand gewinnen. Aus der Distanz heraus betrachtet er nun sein Leben und wird angeleitet, sich die Art seiner Belastungen vor Augen zu rufen. Mit standardisierten Fragekatalogen bemüht man sich um Ursachenforschung. Besonders die beruflichen Bedingungen stehen dabei im Mittelpunkt. Befragt, worunter sie am meisten leiden, geben die Patienten neben einer zu hohen Arbeitsbelastung vor allem häufige Chefwechsel, fehlende Kommunikation und mangelnde Wertschätzung an. Sie sind frustriert und enttäuscht, fühlen sich vielfach missverstanden. Deshalb erscheint ihnen alles sinnlos.

Das klingt plausibel. Andererseits dürfte klar sein, dass ideale Arbeitsbedingungen eher selten sind in unserer Berufswelt. Konflikte sind vielmehr die Regel, deshalb kommt es darauf an, wie man sinnvoll mit ihnen umgeht. Krisenkompetenz ist gefragt, Stressresistenz, soziale Intelligenz. Doch reicht das aus? Ganz offensichtlich fehlt es an innerer Ruhe, an Souveränität und Energie, um sich den letztlich erwartbaren Klippen des Berufsalltags zu stellen. Sicher, wir leben in schwierigen Zeiten, mit Zwängen und Ängsten. Doch auch vorangehende Generationen mussten sich unter widrigen Bedingungen behaupten, erlebten politische Willkür, Kriege, existenzielle Nöte. Die medizinische Forschung war noch nicht so weit entwickelt wie heute, die Versorgung mit Lebensmitteln war oft unzureichend.

Seit das Burn-out-Syndrom ein öffentliches Thema geworden ist, rätseln Ärzte und Psychologen deshalb darüber, warum sich eine kollektive Erschöpfung gerade durch die hoch entwickelten Industriegesellschaften zieht. Rein äußerlich jedenfalls scheint es uns relativ gut zu gehen, verglichen mit den Menschen früherer Epochen. Wir haben Nahrung im Überfluss, gute medizinische Versorgung und ein funktionierendes soziales Netz, das uns bei Krankheit und Arbeitslosigkeit vor bitterster Armut bewahrt. Wir könnten uns glücklich schätzen, dass wir unter historisch günstigen Bedingungen leben dürfen, ohne Kriege, Seuchen, Hungersnöte. Wie kann es trotzdem zu einem kollektiven Energiemangel kommen, der zuweilen lebensbedrohlich wird?

Unterdrückte Bedürfnisse

Die Einheit von Körper, Geist und Seele wird heute niemand mehr bestreiten, der sich ernsthaft mit den Bedingungen unserer Existenz auseinandersetzt. Alles ist mit allem verbunden, diese grundlegende spirituelle Erkenntnis ist mittlerweile auch eine naturwissenschaftlich erhärtete Tatsache. Nicht zuletzt durch die Quantenphysik wurde die strukturelle Gleichheit dieser Ebenen belegt. Dennoch verhalten wir uns so, als seien diese Sphären getrennt. Die gewaltigen Errungenschaften unserer Zivilisation sind darauf zurückzuführen, dass wir gelernt haben, Körper, Geist und Seele zu isolieren und auszubeuten. Täglich unterwerfen wir unsere ureigensten Bedürfnisse dem Takt der Arbeitswelt, die uns mit immer neuen Aufgaben bedrängt. Wir hören nicht auf unseren Körper, wenn er nach Ruhe und Schlaf verlangt. Wir ignorieren unsere Seele, wenn sie verzweifelt nach Ausgleich und Entspannung sucht. Und unser Geist? Er scheint geradezu besessen davon, das Hamsterrad immer schneller zu drehen.

»Höher, schneller, weiter« ist ein Motto, das nach wie vor auf große gesellschaftliche Akzeptanz setzen kann. Bereitwillig opfern wir unsere Persönlichkeit und unser Privatleben dem allgegenwärtigen Leistungsprinzip. Die Kommunikationsforscherin Miriam Meckel hat in ihrem Buch *Brief an mein Leben* ausführlich über ihren Burn-out geschrieben und versucht herauszufinden, wie sie in diese Falle lief. Ihre Selbstdiagnose verrät einiges darüber, wie getrieben viele sind: »Ich habe bislang versucht, meine Leistung, meine Erfolge, meinen Input, meine Schnelligkeit zu steigern, irgendwie immer auf der Suche nach dem nächsten Kick, der genug Adrenalin ausschüttet, damit ich mich gut fühle und weiß, es ist richtig, was ich mache.«

Diese Sätze könnten viele von uns unterschreiben. Geradezu begierig auf mehr, stürzen wir uns in blinden Aktionismus. Tritt dann die Droge Erfolg hinzu, fühlen wir uns bestätigt und kommen um die Sinnfrage herum. Wir fühlen uns gut, trotz Müdigkeit und Erschöpfung, weil wir Bestätigung erfahren. Doch dann werden wir auf einmal gezwungen, innezuhalten. Die Willenskraft erlischt. Dunkelheit umgibt uns, alle Kräfte sind wie weggesogen. Was folgt, ist der Systemabsturz, die völlige Leere.

Nach neuesten Untersuchungen ist es nicht ein Zuviel an Arbeit, was krank macht, sondern die Einstellung zu sich selbst und die Prioritäten, die gesetzt werden. Die Gründe für einen Burn-out müssen also wesentlich tiefer liegen. Sie sind nicht allein durch tatsächliche Überlastung zu erklären. Vielmehr entziehen uns die Bedingungen, unter denen wir leben, offenbar so viel Energie, dass wir es nicht mehr schaffen, unsere Akkus aufzuladen. Ein Ungleichgewicht ist entstanden. Wir haben verlernt, unsere Bedürfnisse wahrzunehmen. Neben den kulturellen Erklärungen für den Burn-out sollten wir deshalb fragen, was Energiemangel im substanziellen Sinn bedeutet. Von welcher Energie ist hier die Rede?

Vordergründig betrachtet, ist uns klar, dass wir Energie in Form von Nahrung aufnehmen müssen, um lebensfähig zu sein. Durch Verstoffwechslung können wir die Inhaltsstoffe des Essens in Energie umsetzen, sodass der Körper seine Basisfunktionen aufrechterhält und wir die Kraft haben, unsere Muskeln zu betätigen. Die biochemischen Vorgänge, die dabei geschehen, sind hinlänglich bekannt. Doch das erklärt noch nicht, in welcher Form wir geistige und seelische Energie gewinnen. Selbst wenn sich ein Mensch ausgewogen ernährt, kann er Burn-out-Symptome entwickeln, sich schwach und antriebslos empfinden und unter körperlichen Störungen leiden. Insofern muss es noch eine andere Form von Energie geben, die uns entweder ausreichend versorgt oder aber fehlt.

Die Energie, die wir für unsere geistige, seelische und letztlich auch für unsere körperliche Gesundheit benötigen, ist in unserer Kultur kaum ein Thema. Mangelt es an dieser Energie, so bemerken wir es deshalb auch zunächst gar nicht. Hinzu kommt, dass die Freizeit kaum mehr der mentalen Erholung gewidmet wird. Nach neuerem Erkennnisstand ist die Mehrheit der Arbeitnehmer auch außerhalb des Büros jederzeit erreichbar. Eine repräsentative Umfrage im Auftrag des Bundesverbands Informationswirtschaft, Telekommunikation und neue Medien ergab, dass Erreichbarkeit an den Feiertagen für die meisten deutschen Berufstätigen selbstverständlich ist. Fast drei Viertel der Berufstätigen, die 2011 zwischen Weihnachten und Neujahr freihatten, waren dennoch beruflich erreichbar – zwei Drittel per Telefon, 43 Prozent per Mail.

Anrufe und E-Mails werden mittlerweile rund um die Uhr beantwortet, die einstmals klare Unterscheidung zwischen Arbeitszeit und Freizeit löst sich auf. Auch gibt es kaum ein Bewusstsein dafür, dass den Anforderungen des Berufs geistige Ruhepunkte entgegengesetzt werden sollten. Während dem Körper vielleicht mit Sport ein Ausgleich zugestanden wird, fehlt es an der mentalen Entlastung. So kommt es zu einem sich steigernden Energieverlust.

Der Körper gibt uns in der ersten Phase des Burn-outs keine Hinweise darauf. Während wir Hunger und Durst empfinden und instinktiv nach Nahrung und Flüssigkeit verlangen, sind die Bedürfnisse der Seele und des Geistes den meisten nicht bewusst. Meldet sich der Körper dann mit Kopfschmerzen oder Rückenschmerzen, so wird dies nicht als Signal der Seele bewertet, sondern allein als vegetative Befindlichkeitsstörung. Da es Usus geworden ist, bei Schmerzen dämpfende Medikamente einzunehmen, blenden wir diese Signale rasch wieder aus. Auch die Anzeichen seelischer und geistiger Zerrüttung werden systematisch betäubt. Man lenkt sich ab, wenn Sinnfragen unangenehme Wahrheiten nach sich ziehen könnten, man überdeckt negative Gefühle mit den künstlichen Emotionen von Konsum und Unterhaltung. Ein Problembewusstsein, das diesen Namen verdient, ist selten geworden.

Betrachten wir unsere menschliche Existenz von einer höheren Warte aus, so verlagert sich der Blickwinkel auf eine ganzheitliche Sicht. Aus dieser Perspektive können wir betrachten, was einen gesunden und glücklichen Menschen eigentlich ausmacht und welche Energien ihm prinzipiell zur Verfügung stehen. Dabei kommt ein Begriff ins Spiel, der sich aus der spirituellen Tradition herleitet, aber auch in der modernen Physik zentral ist: das Bewusstsein. Es steht über Körper, Geist und Seele – eine Ebene, auf der wir uns beobachten, reflektieren und verändern können. Insofern ist Bewusstsein weder Sinneswahrnehmung, Intellekt noch Gefühl, sondern eine innere Instanz, die alles miteinander verknüpft.

Die Rolle des Bewusstseins

Die Bedeutung des Bewusstseins ist fundamental. Ohne ein entwickeltes Bewusstsein haben wir beispielsweise keine adäquate Selbstwahrnehmung. Wir spüren uns nicht mehr und verlieren den Kontakt zu uns selbst. Dies ist der Grund, warum Burn-out-Patienten im Allgemeinen die Vorzeichen für den bevorstehenden Zusammenbruch nicht erkennen. Da sie sich nicht bewusst beobachten und reflektieren, verdrängen sie alle Symptome, die auf ernsthafte Störungen schließen lassen. Das Bewusstsein ist gleichsam auf Autopilot gestellt. Warum aber sind die Auswirkungen derart dramatisch?

Spirituelle Denker aller Epochen haben betont, dass ein hohes Bewusstsein die Voraussetzung für ein selbstbestimmtes und erfülltes Leben ist. Darüber hinaus zeigten sie, dass allein das Bewusstsein darüber entscheidet, ob Körper, Geist und Seele mit Energie versorgt werden. Im Grunde ist das Bewusstsein damit die Schaltzentrale unseres Energiesystems. Dieses uralte Wissen wurde von Generation zu Generation weitergegeben, manchmal als Geheimwissen oder in mönchischen Gemeinschaften. Heute haben wir über Schriften Zugang zu diesem Wissen und können es nutzen. Es gibt uns wertvolle Hinweise darüber, wie wir unser Bewusstsein entdecken und entwickeln können, um umfassend mit Lebensenergie versorgt zu sein.

Zu den zahlreichen spirituellen Praktiken, die das Bewusstseinspotenzial befreien, gehören Meditation, Fasten und Yoga. Das Faszinierende an den überlieferten Bewusstseinsübungen ist ihre unmittelbare Auswirkung auf Körper, Geist und Seele. Durch Fokussierung und Konzentration verändert sich die Existenzqualität. Der indische Mystiker Sri Aurobindo beschreibt beispielsweise die Implikationen des Yoga folgendermaßen: »Das Ziel des Yoga ist es, das Bewusstsein dem Göttlichen gegenüber zu öffnen und immer mehr im inneren Bewusstsein zu leben, während man aus ihm heraus auf das äußere Leben einwirkt.« Diese Schlussfolgerung ist äußerst wichtig. Ein hohes Bewusstsein ist kein Selbstzweck, sondern steht in unmittelbarem Zusammenhang mit der äußeren Welt. Man kann auf sie »einwirken«, wie Sri Aurobindo sagt. Und das geschieht am eindrucksvollsten, wenn sich das Bewustein auf sich selbst richtet.

Schon allein die körperlichen Auswirkungen des bewussten Atmens, wie es beim Yoga praktiziert wird, sind verblüffend. Tests unter ärztlicher Aufsicht ergaben, dass keine
andere Heilmethode den Blutdruck derart wirkungsvoll normalisieren kann wie die Atemübungen des Yoga. Es ist demnach möglich, durch konzentriertes Bewusstsein Teile des
vegetativen Systems zu erreichen, die nicht vom Willen ge-
steuert werden und daher keiner unmittelbaren Kontrolle unterliegen. Nur das Bewusstsein erschließt den Zugang in diese
Bereiche und führt zu einer Korrektur von Fehlentwicklungen. Das Beispiel zeigt, welch ein wunderbares Instrument
dem Menschen mit dem Bewusstsein gegeben ist, um energetische Selbstregulation möglich zu machen. Insofern lag das
Augenmerk hoch entwickelter Kulturen immer darauf, dem
Bewusstsein einen hohen Stellenwert einzuräumen. Ruhe und
Kontemplation werden hierfür übereinstimmend als Königsweg beschrieben.

Unsere hektische Gegenwart scheint dies jedoch kaum zuzulassen. Wir erleben eine Zeit ungeheurer Beschleunigung
aller Lebensprozesse. Elektronische Kommunikation, Medi-
en und Internet setzen uns einem Strom andauernder Überreizung aus. Permanent nutzen wir technische Hilfsmittel und
versuchen unbewusst, deren maschinenhafte Präzision und
Belastbarkeit nachzuahmen. Computer und Handys brauchen keine Pausen, keine Auszeiten. Mit diesem Takt meinen
wir, Schritt halten zu müssen. So verlieren wir das Gefühl für
die natürlichen Rhythmen von Anspannung und Entspannung. Wir fordern uns ohne Unterlass – bis wir schließlich an
existenzielle Grenzen geraten.

Was uns fehlt, ist der steuernde und harmonisierende Einfluss des Bewusstseins, der uns achtsam sein lässt für das, was
mit uns geschieht. Stattdessen haben wir uns daran gewöhnt,
vorbewusst zu leben, allein mit dem Ziel, unsere ökonomi-

sche Produktivität zu steigern. Der Körper soll möglichst störungsfrei funktionieren, auch wenn wir ihn nicht beachten. Die Seele soll sich mit dem wenigen begnügen, was wir ihr als emotionale Nahrung zugestehen. Und unseren Geist stellen wir in den Dienst fremdbestimmter Vorgaben, statt ihn durch das Bewusstsein zu befreien. Paradoxerweise tun wir damit alles, um unsere Produktivität zu zerstören. Wir treiben Raubbau mit unseren Kräften, bis wir den letzten Rest Energie aus uns herausgepresst haben. Andererseits denken wir nicht darüber nach, wie wir Energiequellen erschließen könnten, die uns gesund erhalten, glücklich machen und nicht zuletzt auch unsere Arbeitsfähigkeit gewährleisten.

Bewusstsein in der Quantenphysik

Möglicherweise könnte man hier einwenden, dass der Begriff des Bewusstseins spiritueller Natur sei und daher irrelevant für einen nicht gläubigen oder nicht spirituellen Menschen. Ich kann diesen Einwand durchaus nachvollziehen, denn Spiritualität bedeutet für viele nichts weiter als eine Vorliebe für Esoterik und Räucherstäbchen. Doch wir haben gute Gründe, das spirituelle Erbe ernst zu nehmen. Zum einen enthält es eine in Jahrtausenden erprobte Lebenskunst, zum anderen wurde gerade das Bewusstsein durch die Forschungsergebnisse der modernen Naturwissenschaft zu einem zentralen Thema. Wir haben es hier mit einem Phänomen zu tun, das in der Quantenphysik eine wissenschaftliche Basis erhielt. Davon ausgehend, konnte man das Konzept der Quantenheilung entwickeln, das wesentlich auf Bewusstseinsprozessen beruht.

Um zu verstehen, welche Abläufe das ganzheitliche Energiesystem des Menschen aufrechterhalten, müssen wir tief eintauchen in den Mikrokosmos unseres Organismus. Wir begeben uns dabei in Zonen, die mit unseren fünf Sinnen nicht mehr wahrnehmbar sind: in die Welt der Elementarteilchen. Hier gibt es keine Unterscheidungen in Körper, Geist und Seele, hier herrschen gleichermaßen physikalische Gesetze, deren Wirkungsweise von den Pionieren der Quantentheorie erforscht wurde.

Der entscheidende Durchbruch der Quantenphysik war die Erkenntnis, dass im Bereich der Elementarteilchen die Gesetze der Kausalität nicht mehr gelten, wie wir sie aus der sichtbaren Welt kennen. Die newtonsche Physik hatte Ursache und Wirkung direkt bestimmen können. Wenn ein Apfel vom Baum fällt, lässt sich nach den Gesetzen der Physik vorhersagen, wie schnell er fällt und welche Richtung er nimmt. Sein Gewicht und die Gravitation der Erde machen das Ereignis berechenbar. Anders in der Quantenphysik. Durch Versuche mit Elementarteilchen wurde offenbar, dass auf der subatomaren Ebene keine einfache Kausalität mehr herrscht. Vielmehr verhält es sich so, dass der Beobachter das Beobachtete wesentlich beeinflusst. Es gibt demnach keine objektive, vom Beobachter unabhängige Wirklichkeit, sondern eine veränderliche Realität, deren Resultate direkt mit demjenigen verbunden sind, der eine Messung vornimmt.

Knapp gefasst, könnte man es so beschreiben, dass ein beobachtetes Elektron keine Eigenschaften an sich hat, sondern immer genau jene Eigenschaften annimmt, die der Beobachter ihm durch sein Tun zuweist. Das heißt, dass das Bewusstsein des Wissenschaftlers darüber bestimmt, wie sich ein Elektron verhält – Bewusstsein ist wirklichkeitserschaffend. Dies korrespondiert mit der Aussage exponierter Quantenphysiker, dass es keine scharfe Unterscheidung zwischen Geist und Materie mehr gibt. Alles ist Energie, und welche Qualität sie hat, ist die Folge eines Bewusstseinseingriffs.

Hier ergibt sich ein Berührungspunkt mit der spirituellen Sicht, die von jeher das Bewusstsein als wirklichkeitsstiftend einschätzte. »Die moderne Physik machte mit der Atomtheorie einen großen Schritt in Richtung auf die Weltanschauung der östlichen Mystiker«, stellt Fritjof Capra fest. »Die Quantentheorie hat den Begriff von grundsätzlich selbstständigen Objekten abgeschafft, hat den Begriff des Teilnehmers eingeführt, der den Begriff des Beobachters ersetzen soll, und mag es sogar notwendig finden, das menschliche Bewusstsein in ihre Beschreibung der Welt einzubeziehen. Sie sieht jetzt das Universum als zusammenhängendes Gewebe physikalischer und geistiger Beziehungen, dessen Teile nur durch ihre Beziehung zum Ganzen definiert werden können.«

Für die moderne Physik bedeutete dies einen Paradigmenwechsel. Die Schlussfolgerungen, die man aus den Messergebnissen zog, galten ja nicht nur für Teilbereiche unter Laborbedingungen, sondern hatten universale Gültigkeit. Sie berührten zugleich das Geheimnis, wie und warum die Welt erschaffen wurde. Physiker wie Albert Einstein und Werner Heisenberg haben immer wieder ihre persönliche Überzeugung zum Ausdruck gebracht, dass sie die Existenz eines höheren Wesens oder eines höheren Bewusstseins annehmen. Der Quantenphysiker und Nobelpreisträger Werner Heisenberg bemerkte dazu: »Der erste Trunk aus dem Becher der Naturwissenschaften macht atheistisch, aber auf dem Grund des Bechers wartet Gott.«

In der Tat zeigen die Ergebnisse der jüngeren Biophysik und Astrophysik, dass es wesentlich näher liegt, von der Existenz eines höheren, steuernden Bewusstseins auszugehen, als anzunehmen, dass die Biosphäre unseres Planeten nur das Ergebnis einer Zufallsentwicklung sei. Essenzielle Aussagen der Religionen und Weisheitslehren finden dadurch ihre Bestätigung und verschmelzen mit den Ergebnissen der modernen Physik zu einem einheitlichen Ganzen.

Wie lassen sich diese Erkenntnisse nun auf uns Menschen und unser Energiesystem übersetzen? Wir müssen davon ausgehen, dass alle Wirkgrößen des Universums auf bestimmte quantisierte Elementarstrukturen zurückgeführt werden können. Auch der menschliche Organismus besteht entsprechend aus der Aktivität von Elementarteilchen, den Protonen, Neutronen und Elektronen. Sie befinden sich in einem permanenten energetischen Austausch, der durch Photonen und Neutrinos erfolgt. Der harmonische Energietransfer zwischen den Elementarteilchen, auch Quanten genannt, steuert alle lebensnotwendigen Abläufe. Jedes Quant enthält eine bestimmte Energie in Form von Masse, Rotation, Bewegung und Information. Man kann von einem starken und lebendigen Energiestrom sprechen, der uns durchpulst.

Doch dies sind keine selbsttätigen Abläufe. Sie werden im Wesentlichen bestimmt durch unsere Lebensweise und durch unser Bewusstsein, das gewissermaßen die Rolle des verändernden Teilnehmers einnimmt. Mit anderen Worten: Das Bewusstsein ist der alles entscheidende Regisseur unseres Energiesystems. Aber auch unsere Gedanken und Gefühle spielen dabei eine tragende Rolle, wie wir gleich sehen werden.

So bliebe zu fragen, wie der Transfer vom Bewusstsein zu den Elementarteilchen verläuft. Man weiß mittlerweile, dass Elektronen Erfahrungen speichern können. Zu diesen Erfahrungen gehören Gefühle, Gedanken und Bewusstseinszustände. Aus ihnen formen sich die individuellen Quantenfelder jedes einzelnen Menschen. Wenn wir nun die Summe dieser Aktivitäten betrachten, erkennen wir eine Wechselwirkung mit den sichtbaren und spürbaren Gegebenheiten unserer Physis und unserer Psyche. Die Qualität energetischer Prozesse zwischen den Elementarteilchen bestimmt darüber, wie unser Körper beschaffen ist, von welchen Emotionen er bewegt wird und welchen Bewusstseinsgrad wir erlangen – und umgekehrt.

Es ist ein System, das sich in ständiger Bewegung befindet. Abhängig ist es von äußeren Einflüssen und den daraus resultierenden inneren Prozessen, die sich wiederum im Außen manifestieren. Alles ist im Fluss. Endresultate gibt es nicht –

so wenig, wie das sich stetig ausdehnende Universum jemals an einem Endpunkt angekommen sein wird. Wir erschaffen uns also gleichsam täglich neu. Doch was wir erschaffen, hängt von uns selbst ab.

Diese verblüffende Erkenntnis wird noch brisanter, wenn wir die Photonen betrachten, kleine Einheiten elektromagnetischer Strahlung. Man kann sie unterteilen in Lichtstrahlen, UV-Photonen, Röntgen- und Gammaquanten sowie Wärmestrahlung und langwelligere Strahlung. In lebendigen Organismen sprechen wir von Biophotonen. Sie sind es hauptsächlich, die den energetischen Austausch zwischen den Elektronen herstellen. Ihre Anzahl und Qualität gibt Aufschluss darüber, welchen Energiestatus ein Menschen hat und welchen Level von Vitalität er erreichen kann.

Die Biophotonen unseres Organismus bewegen sich zwischen den Atomen und Molekülen des Körpers hin und her und steuern die Stoffwechselvorgänge in den Zellen. Ihre Energie kann in Atomen und Molekülen gespeichert werden. Wenn dies in den Zellen geschieht, werden die Elektronen in den Atomhüllen frei und beweglich. So entsteht Bioplasma im Körper – ein Gemisch aus freien, elektrisch negativ geladenen Elektronen und positiv geladenen Restatomen.

Unsere Gedanken und Gefühle haben unmittelbare Konsequenzen für das Bioplasma. Sind wir glücklich, so sind freie Elektronen in ausreichender Zahl im Körper vorhanden und sorgen für ein starkes steuerndes Photonenfeld in unseren Zellen. Es scheint, als ob jemand eine strahlend helle Kerze in uns angezündet hätte. Dann besitzt der Körper eine hohe Biophotonenkonzentration. Wenn die Photonen hoch geordnet, also kohärent sind, bleiben sie über längere Zeit gebündelt wie bei einem Laserstrahl, und das Glücksempfinden hält an. Sind wir aber unglücklich, so herrscht ein Mangel an freien Elektronen. Dann verfügen wir nur noch über ein schwaches Photonenfeld, und es wird buchstäblich dunkel in uns.

Energiemangel – physikalisch gemessen

Man kann die Konzentration von Biophotonen heute zuverlässig messen. Bei diesem Verfahren legt man an den Körper ein starkes elektrisches Feld an und erhält daraufhin sehr genau Aufschluss über die Biophotonenkonzentration, also die elektromagnetische Energie, die im Körper gespeichert ist. Sie korreliert mit der Zahl der freien Elektronen. Durch ein starkes, von außen angelegtes elektrisches Feld mobilisiert man diese Elektronen, und man kann lokalisieren, wo sie sich befinden. Da, wo freie Elektronen vorliegen, ist Biophotonenenergie gespeichert, in Form angeregter Atomzustände. Wenn ausreichend elektromagnetische Energie im Körper vorliegt, bewegen sich die Elektronen auf höheren Orbitalen in ihren Molekülen oder Atomen.

Ein anderes Verfahren zur Ermittlung des Bioplasmas ist die Leitfähigkeitsmessung. Ein vitaler Mensch mit einer hohen Biophotonenkonzentration besitzt eine höhere Leitfähigkeit als ein Mensch, der wenige Biophotonen besitzt. Wenn man jetzt ein starkes elektrisches Feld anlegt, werden die freien Ladungsträger, die Elektronen, beschleunigt. Sie nehmen aus diesem Feld Energie auf und stoßen ständig mit Luftmolekülen zusammen. Dabei entsteht ein sekundäres Licht, weil die Elektronen durch ihre Stoßprozesse die Luftmoleküle zum Leuchten anregen. Dieses Licht kann aufgezeichnet werden, und die Verteilung solcher Leuchtspuren lässt darauf schließen, wie die Biophotonen im Körper verteilt sind.

Dort, wo die Biophotonenkonzentration geringer ist – verursacht durch einen Mangel oder durch einen Stau –, liegt eine Belastungssituation vor. Die Ursache kann sein, dass ein Mensch durch freie Radikale vergiftet ist, durch Stoffwechselgifte also, die entstehen, wenn jemand sich schlecht ernährt, raucht oder sonstigen Drogenmissbrauch betreibt. In der Biophysik unterscheidet man verschiedene Strahlungsqualitäten, die man bestimmten Organen oder Körperbereichen zuordnen kann. Auf diese Weise erhält man einen guten Überblick über die Verteilung der Vitalität im Körper und sieht, welche Bereiche eventuell gestört sind.

Wie deutlich wurde, sind Gedanken, Gefühle und Bewusstsein ebenfalls Faktoren, die unser Bioplasma beeinflussen. Doch gerade hier kommt es zu gravierenden Störungen, deren Auswirkungen wir beim Burn-out beobachten. Verantwortlich dafür sind vorrangig negative Gedanken und Gefühle, die nicht vom Bewusstsein aufgelöst werden. Daher können wir das Burn-out-Syndrom wissenschaftlich genauer definieren: als Ausdruck einer fehlenden Steuerungsinstanz, oder, genauer: eines fehlenden Bewusstseins. Hier liegt der eigentliche Grund des Energiemangels. Da unser Bewusstsein heute vielfach verschüttet oder deformiert ist, ist es nicht mehr in der Lage, die lebensnotwendigen Energietransfers zu unterstützen. Die Folgen sind sofort sichtbar. Was auf der Ebene der Elementarteilchen als Störung geschieht, setzt sich auf der körperlichen und seelischen Ebene fort.

Bei einer geringen Biophotonenkonzentration kommen die Austauschprozesse sukzessive zum Erliegen. Die elektromagnetische Intensität nimmt ab, zugleich auch das abgestrahlte Licht. Elektronen, die gerade noch miteinander agierten, werden voneinander isoliert. Diese Geschehnisse auf der Mikroebene bilden sich alsbald auf der Makroebene ab: als Tendenz zu Vereinzelung und Isolation. Die innere Desintegration überträgt sich also direkt auf das Verhalten. Es ist, als ob die Linke nicht mehr weiß, was die Rechte tut. Alles erscheint sinnlos, weil man nicht mehr den inneren Zusammenhalt in sich fühlt. Ist der Energietransfer zwischen den Elementarteilchen unterbrochen, kapselt sich der Betroffene daher ab. Er zieht sich zurück, lebt nur noch selbstbezüglich und kann keine lebendige Kommunikation mehr leisten.

Diese strukturelle Übereinstimmung ist für wissenschaftliche Laien immer wieder erstaunlich, und auch ich selbst war verblüfft, als mir diese Zusammenhänge klar wurden. Immerhin sieht man eindrucksvoll, wie eng Elementarprozesse und seelische Disposition miteinander verbunden sind. Beim Burn-out ist das Abhängigkeitsverhältnis direkt sichtbar. Kommunikation erfordert Austausch und Energie. Liegt ein Energiemangel vor, so verordnet sich der Organismus gewissermaßen ein Sparprogramm. Alles, was nicht unmittelbar dem Lebenserhalt dient, wird heruntergefahren. Die Kraft reicht einfach nicht mehr für soziale Kontakte, und der Austausch mit anderen Menschen wird unmöglich, weil der Austausch zwischen den Elektronen unterbunden ist. Deshalb wirkt der vom Burn-out Betroffene so verschlossen und in sich gekehrt und kann sich nicht mehr mitteilen.

Fatalerweise kann solch eine Rückzugstendenz zunächst leistungssteigernd wirken. Viele Arbeitgeber bevorzugen heute bindungslose Singles, in der durchaus berechtigten Annahme, dass ein Mitarbeiter ohne Familie sich den Arbeitsstrukturen flexibler anpassen kann. Wer ohne familiäre Verpflichtungen lebt, ist ständig verfügbar und abrufbar. In Wahrheit aber ist der Single bereits geschwächt, da er sich in Bezug auf seine Vitalität und Lebenskraft in einer permanenten Notsituation befindet. Ihm fehlen Rückhalt und Geborgenheit, was ihn langfristig gefährdet. Für die Unternehmen ist das kein Hindernis. Sofern sie allein auf Ausbeutung aus sind, werden sie den betreffenden Mitarbeiter so lange zu Höchstleistungen motivieren, bis er seine Arbeitsfähigkeit verliert und durch jemand anderen ersetzt wird – ein äußerst destruktives System, das einen Burn-out quasi vorprogrammiert.

Doch wir sind solchen Strukturen nicht bedingungslos ausgeliefert. Durch unsere Bestimmung als Mitschöpfer unserer Existenz haben wir Interventionsmöglichkeiten, die uns sogar unter problematischen Voraussetzungen schützen. Wie gesagt: Der Beobachter beeinflusst das Beobachtete. Das setzt allerdings voraus, dass sein Bewusstsein hoch entwickelt ist und Ziele formulieren kann. Wenn dagegen das Bewusstsein auf dem niedrigstem Level steht oder ganz fehlt, gleicht der Mensch einem führerlosen Schiff, das ziellos durchs Meer irrt. Dies ist der Moment, in dem wir durchlässig für negative äußere Einflüsse werden, vor allem für negative Gefühle. Niedergeschlagenheit, Angst und Hass schädigen dann das gesamte Energiesystem.

Die Macht der Gefühle

Burn-out-Forscher haben sich intensiv mit der Gefühlslage ihrer Patienten beschäftigt. Sie fanden typische emotionale Zustände wie Wut, Angst, Ohnmacht und Resignation vor. Aufschlussreich ist dabei, dass die Betroffenen diese Gefühle nicht bewusst wahrnehmen. Erst durch gezielte Fragen und Tests fand man heraus, dass diese Emotionen vorlagen. Diese fehlende Selbstwahrnehmung stimmt mit der Beobachtung überein, dass die Vorgeschichte des Burn-outs meist gar nicht als solche empfunden wird. Die Gefühle gelangen nicht an die Oberfläche, sondern bleiben verkapselt. Sie werden nicht zugelassen, weil sie nicht in das Selbstbild des leistungsstarken Menschen passen, das der Betroffene unbedingt aufrechterhalten will. Erst durch die Konfrontation mit der ärztlichen Fragemethode wird dem Patienten dann überhaupt bewusst, dass diese Gefühle unerkannt vorhanden waren.

Natürlich ist nicht von der Hand zu weisen, dass Angst oder Ohnmacht meist konkrete Anlässe haben. Wer vom Chef gemobbt wird, hat zu Recht Angst um seinen Arbeitsplatz. Und wer in Hierarchien arbeitet, die ihm keinen kreativen Freiraum zugestehen, wird folgerichtig Ohnmachtgefühle entwickeln. Die Arbeitsbedingungen sind es, die krank machen, lautet die Schlussfolgerung. Also scheint es ganz so, als gebe es keinen Ausweg aus diesem Dilemma. Wer riskiert schon seinen Arbeitsplatz und kündigt, weil er sich nicht wohlfühlt? Und was macht uns sicher, dass nicht auch im nächsten Job ähnlich krank machende Strukturen vorliegen?

Das ist eine pragmatische Sicht der Dinge, die durchaus einleuchtend klingt. Dennoch greift sie zu kurz. Wir können zwar die Bedingungen nicht ändern, unter denen wir arbeiten, doch unsere Einstellung dazu – unser Bewusstsein. Angenommen, Sie werden tatsächlich gemobbt. Das setzt Sie verständlicherweise unter seelischen Stress, der Sie völlig gefangen nimmt. Ihre Gedanken kreisen nur noch um eine mögliche Entlassung, Ihre gesamte Kommunikation ist angstbesetzt, oft auch gemischt mit unterdrückter Wut und Rachefantasien. Ihre Wahrnehmung richtet sich nur noch auf den Vorgesetzten, an den Sie die gesamte Verantwortung für Ihr Unglücklichsein delegieren. Irgendwann kommunizieren Sie nicht mehr direkt, weil es Ihnen an Energie fehlt, doch indirekt vermitteln Sie dem Umfeld durchaus konkrete Botschaften: Ihre Kommunikationsverweigerung wird als Unlust und Ablehnung interpretiert.

Dabei geschieht zweierlei. Zum einen geben Sie Ihrem Chef das Signal, dass Sie ihn negativ bewerten. Daraufhin weiß er, dass er einen illoyalen Mitarbeiter hat, von dem er sich folgerichtig trennen sollte. Sie sehen sich zwar möglicherweise als Opfer, in Wahrheit aber unterstützen und beschleunigen Sie den unheilvollen Prozess. Ja, Sie fordern ihn geradezu heraus. Zum anderen konditionieren Sie Ihren Körper, Ihren Geist und Ihre Seele mit dem Gefühl der Angst. Ihr Energiesystem wird blockiert. Ganz gleich, ob die Kritik, die man an Ihnen übt, berechtigt ist oder nicht – bald werden Sie wirklich unfähig sein, Ihren Job zu erledigen und mit anderen Mitarbeitern effizient zu kommunizieren. Ihr Körper wird stetig an Energie verlieren, Müdigkeitsattacken und Schmerzen werden Ihren Alltag beeinträchtigen. Auch Ihr Privatleben wird leiden, denn Sie fokussieren sich einzig und allein auf Ihre Angst und Ihre Wut – und speichern diese Gefühle in Ihren Elektronen.

Der Speicherungsvorgang läuft umso nachhaltiger ab, je länger Sie sich den negativen Gefühlen hingeben. Ohne dass Sie es bemerken, vollzieht sich auf der Ebene Ihrer Elementarteilchen eine Veränderung. Wenn die Elektronen wiederholt mit bestimmten Gefühlsmustern aufgeladen werden, so werden diese als Information abgelegt und verfestigen sich mit der Intensität der Gefühle. Handelt es sich um negative Gefühle, kommt der elektromagnetische Austausch zum Erliegen, und das ohnehin schwache Bewusstsein wird weiter geschwächt. Dann dauert es nicht lange, bis man körperliche Beeinträchtigungen feststellt. Für die Betroffenen ist es allerdings schwierig, diese richtig zu deuten. Die Problematik nicht wahrgenommener Gefühle, wie sie beim Burn-out vorliegt, verhindert auch, im Körper zu lesen wie in einem offenen Buch. Deshalb ist Achtsamkeit selbst für kleinste körperliche Veränderungen die Voraussetzung, um frühzeitig gegensteuern zu können.

Anschließend sollte man überlegen, welche seelischen Defizite die Symptome verraten. Es ist nämlich nicht zufällig der Rücken oder der Magen, der schmerzt. Der Körper informiert uns in der Regel sehr zuverlässig darüber, welche verdeckten Probleme wir haben. Wenn jemand Magenschmerzen hat, dann sollte er sich überlegen: Warum reagiert ausgerechnet der Magen? Habe ich Wut unterdrückt und buchstäblich heruntergeschluckt? Habe ich einen Ärger in mich hineingefressen, der mich jetzt von innen verätzt? Wenn Rückenschmerzen häufiger werden, dann sollte man sich fragen: Kann ich etwas nicht mehr ertragen? Wird mir das Rückgrat gebrochen?

Solche Mechanismen sind durch die Psychosomatik mittlerweile gut erforscht. Mediziner wie Rüdiger Dahlke haben die tieferen Beziehungen von Physis und Psyche detailliert herausgearbeitet und gleichsam die seelische Landkarte für körperliche Beschwerden kartografiert. Selbst Erkältungen und sogar Verletzungen deuten auf seelische Konflikte hin. Dieses Wissen ist unendlich wertvoll, um an den Kern der verdrängten Gefühle zu gelangen.

Sobald Sie sich über Ihre Gefühle im Klaren sind, haben Sie einen großen Schritt in Richtung Heilung absolviert. Der nächste Schritt könnte sein, dass Sie sich die Vorgänge rund um Ihre Gefühle bewusst machen. Was passiert mit Ihnen? Was teilen Sie dem Umfeld mit? Sie können sich nun aufmerksam beobachten und darüber nachsinnen, wie Sie mit Ihren Gefühlen weiterhin umgehen könnten. Wollen Sie sich von ihnen überwältigen lassen? Und damit riskieren, dass Ihr Energiesystem langfristig zusammenbricht? Oder sind Sie bereit, Ihre Gefühle zu transformieren? Wenn Sie beherzigten, dass Ihre Gedanken und Gefühle unmittelbare Auswirkungen auf Ihre körperliche und seelische Gesundheit haben – würden Sie dann nicht ein vollkommen anderes Verhältnis zu ihnen gewinnen?

Lassen Sie Ihr Bewusstsein zum Regenten Ihres Lebens werden. Allein schon ein bewusster Umgang mit Gefühlen kann unendlich befreiend sein. Sobald man sie artikuliert und ganz bewusst durchlebt, verlieren sie viel von ihrem Schrecken. Nehmen Sie die Beobachterposition auf der Metaebene ein und betrachten Sie sich auf der Bühne Ihrer Gefühle. Mögen Sie sich so? Sind Sie auf der Höhe Ihrer Möglichkeiten? Geben Ihnen Wut und Angst Energie oder saugen sie nicht vielmehr alle Kraft ab?

Bevor Sie eine Antwort darauf geben, möchte ich etwas eingehender schildern, was währenddessen in Ihrem Körper passiert. Erinnern wir uns: Wir sind das, was wir empfinden, Freude oder Schmerz, Liebe oder Ärger, Traurigkeit oder Wut. Vitalität und Lebensfreude hängen unmittelbar von solchen Gefühlen ab, da sie über die Intensität des Energie-austauschs zwischen den Elektronen entscheiden – und damit auch über die Menge und Qualität der Biophotonen, die diesen Austausch bewerkstelligen. Sehr plastisch spiegeln sich diese Vorgänge in den Gehirnaktivitäten wider. Die Hirnforschung ist mittlerweile so weit, dass sie physikalische Beobachtungen mit mentalen Prozessen korrelieren kann. Mittels der Elektroenzephalografie (EEG) wurde die Diagnostik so weit verfeinert, dass neurologische Vorgänge transparent werden. Mittels Elektroden, die an der Kopfhaut angebracht werden, misst man Spannungsschwankungen, die Hinweise auf Aktivitäten des Gehirns geben. Diese Potenzialschwankungen deuten auf physiologische Vorgänge einzelner Hirnzellen hin, die bei der Informationsverarbeitung entstehen.

Die Potenzialdifferenzen, die beim EEG gemessen werden, beruhen auf elektromagnetischen Feldern, in denen die Gehirnzellen Photonen austauschen. Bis ins kleinste Detail kann man beobachten, wie elektrische Impulse über die Neuronen und Synapsen laufen und welche quantenphysikalischen Prozesse dabei erfolgen. Wir wissen mittlerweile auch, dass hierbei Informationen in den Elementarteilchen als Lichtmuster abgelegt werden. Somit steht uns eine diagnostische Methode zur Verfügung, die nicht nur im engeren medizinischen Bereich genutzt werden kann, sondern auch für die Psychologie und die Soziologie interessant ist. Auch hier versucht man neuerdings, Forschungsansätze und psychologische Begriffsbildungen quantenphysikalisch abzusichern.

Misst man nun die Hirnaktivitäten eines Burn-out-Patienten, sieht man deutlich, dass dessen Potenzialschwankungen von den Normwerten abweichen. Sie liegen in der Regel weit unter den Mittelwerten. Daraus kann man folgern, dass die Informationsverarbeitung nicht mehr im angemessenen Umfang gelingt. Das Gehirn ist wie gelähmt, was dem Empfinden des Patienten entspricht, er habe eine Denkblockade oder könne »nicht mehr richtig denken«. Die Wirkkette negativer Gefühle, verringerten Elektronenaustauschs und funktioneller Hirnstörung schließt sich: Unaufgelöste Emotionen wie Angst, Hass und Wut führen wissenschaftlich beweisbar zum drohenden Erliegen vieler wichtiger Hirnfunktionen. Das betrifft das Denken, Bewerten, Erinnern, die Emotionalität, aber auch räumliche Wahrnehmung, Gehör und vieles mehr.

Die Auswirkungen unbewusster, verdrängter Gefühle sind daher katastrophal. Sie können sich bis zum Systemausfall steigern, der sich als finaler Zusammenbruch äußert. Zweifellos ein schwerwiegender Vorgang – wie ein Nullpunkt menschlicher Existenz. Nicht zuletzt deshalb schildern Burnout-Patienten ihren Kollaps als todesähnlich. Dies ist der Zustand, der als absolute Leere beschrieben wird. Wie kann es demgegenüber gelingen, wieder in ein normales Leben zurückzufinden?

Emotionale Unabhängigkeit

Für den Erkrankten beginnt nun ein langwieriger Prozess, in dem er wieder all das lernen muss, was vor der Krankheit selbstverständlich war, vom eigenständigen Denken und Fühlen über einen gesunden Schlafrhythmus bis hin zu Momenten der Freude. Sinnvoller ist es allerdings, präventiv vorzugehen, damit es gar nicht erst so weit kommt. Gehen wir daher noch einmal einen Schritt zurück, in die Phase lange vor dem Zusammenbruch, in der die negativen Gefühle den Betroffenen überwältigen. Bereits jetzt ist eine wirkmächtige Intervention möglich, und an dieser Stelle kommt wieder das Bewusstsein ins Spiel. Ein schwaches Photonenfeld geht ja einher mit einem Zustand der Unbewusstheit. In dieser Verfassung können wir unsere Gefühle nicht reflektieren und sind ihnen hilflos ausgeliefert. Sie sind es, die nun über unser Handeln entscheiden, die uns, drastisch gesagt, nahezu versklaven.

Gleichzeitig werden wir zum Spielball äußerer Einflüsse: Von außen kommende Gefühle machen wir zu den eigenen. Um im Beispiel des Mobbings zu bleiben: Ist der Chef schlecht gelaunt, haben wir einen schlechten Tag, grüßt er uns freundlich, geht es uns etwas besser. So verlieren wir die emotionale Hoheit über uns und flattern wie das sprichwörtliche Fähnlein im Winde. Die Pointe besteht darin, dass wir ohne ein entwickeltes Bewusstsein zu emotionaler Abhängigkeit verurteilt sind. Nie sind es wirklich unsere eigenen Gefühle, die uns bewegen, sondern nur die Emotionen, die andere in uns erzeugen.

Ich vermute, dass Sie inzwischen überlegt haben, was es mit einer Transformation der Gefühle auf sich haben könnte. Und sicherlich ahnen Sie bereits, welche Lösung sich anbietet. Sie können sich nämlich bewusst entscheiden, eine lebensbejahende, positive Haltung einzunehmen. Das ist kein blinder Zweckoptimismus, sondern eine emotionale Neucodierung. Nur so befreien Sie sich aus der Gefühlsabhängigkeit und können Ihren gesamten Organismus wieder mit neuer Lebensenergie versorgen. Ihr Photonenfeld wird stärker, Ihre positiven Gefühle werden in den Elektronen gespeichert und heben die vorher gespeicherten negativen Erfahrungen auf.

Ganz gleich, in welchen beruflichen Schwierigkeiten Sie sich befinden: Es steht Ihnen frei, jederzeit Gefühle der Liebe, der Lebenslust und des Glücks zu hegen, wenn Sie sich dafür entscheiden. Mit speziellen Bewusstseinsübungen ist Ihnen das auf Dauer mühelos möglich. Dazu finden Sie in diesem Buch zahlreiche Anleitungen. Sobald Sie damit beginnen, können Sie feststellen, dass Sie äußerst kreativ werden, um einen entspannten und glücklichen Zustand herzustellen. Selbst mitten im Berufsalltag können Sie kurz in sich gehen und beglückende Vorstellungen hervorbringen. Das beschenkt Sie mit der größten emotionalen Unabhängigkeit, denn Sie erwarten das Glück nicht mehr in anderen, sondern suchen es in sich selbst.

Für viele Leser ist das vermutlich eine ungewohnte Vorstellung – ist denn das Glück nicht im Miteinander zu suchen? Ist das höchste Glück nicht Harmonie und Verschmelzung mit Gleichgesinnten? Die Antwort wird Sie verblüffen: Nein, solange Sie Ihr Glück von anderen abhängig machen, werden Sie niemals dauerhaft glücklich sein. Wenn Sie aber das Glück in sich selbst gefunden haben, wird auch das Miteinander gelingen.

Mir ist bewusst, dass diese Haltung auf den ersten Blick schwierig erscheint. Als Kinder gewöhnen wir uns daran, unser Wohlergehen von den Reaktionen der Eltern abhängig zu machen. Erfüllen wir ihre Erwartungen, können wir uns ihrer Zuwendung sicher sein, tun wir es aber nicht, werden wir bestraft, was wir als Liebesentzug erleben. Die gesamte Erziehung ist darauf angelegt, dass wir für Wohlverhalten belohnt werden, selbst dann, wenn wir dafür unsere eigenen Wünsche opfern müssen. Der systemische Anspruch dieser Erziehungsmaxime wirkt in der Kindheit noch nicht dramatisch, da wir im Allgemeinen mit wohlmeinenden Eltern rechnen können, die nicht nur Unterordnung verlangen, sondern auch der Persönlichkeit Raum geben. Später jedoch erweist sich der Mechanismus als verhängnisvoll. Vollends im Berufsleben wird er zur Burn-out-Falle, da wir nach wie vor der Logik von Wunschunterdrückung und Belohnung folgen und jede Erfahrung emotional bewerten.

Eigentlich sollten wir im Erwachsenenleben gelernt haben, eigenständig zu handeln und auch mal Ablehnung zu riskieren – sonst löst sich unsere Persönlichkeit auf. Viele Menschen sind aber nicht fähig dazu. Ihr Selbstwertgefühl ist derart niedrig, dass sie jede Reaktion von außen zum Gradmesser ihres emotionalen Selbstbewusstseins machen. Ständig fragen sie sich: Werde ich geliebt oder nicht? Dabei sollte die Frage eigentlich lauten: Sind meine Leistungen zufriedenstellend? Kann ich diesen Job ausfüllen? Beziehen wir uns auch als Erwachsene auf das Modell von Selbstverleugnung und Belohnung, bleibt uns der Weg zur Unabhängigkeit verschlossen.

Daher sollten wir hierarchische Instanzen nicht mit Eltern verwechseln. Selbstverständlich ist auch das Verhältnis zu Vorgesetzten nicht frei von Gefühlen, doch in erster Linie geht es um sachbezogene Leistungen, die besser und schlechter ausfallen können. Sie betreffen nur einen Teil unserer Persönlichkeit. Lassen Sie deshalb die Konditionierung hinter sich, dass Ihre emotionale Verfassung allein vom Wohl und Wehe eines Chefs oder Kollegen abhängt – übrigens auch nicht vom Partner oder von Freunden. Werden Sie zum Souverän Ihrer Gefühle. Laden Sie sich mit der Energie der positiven Emotion auf, die Sie selbst erschaffen. Auf diese Weise rücken Sie wieder in das Zentrum des Geschehens, statt sich mit der Rolle des Statisten zu begnügen. Und Sie werden vom Opfer zum Akteur.

Ganz nebenbei wird sich das Verhältnis zu den Menschen, mit denen Sie umgehen, stark verändern. Sie werden nicht mehr am Boden zerstört sein, wenn jemand Sie finster anschaut, oder verzweifeln, wenn man Sie kritisiert. Sie müssen auch nicht mehr jedes Wort auf die Goldwaage legen. Von nun an ist das Glück in Ihnen, nicht in den anderen. Es geht also nicht darum, Ihre negativen Gefühle zu unterdrücken, sondern sinnvoll zu transformieren.

Wie gesagt: Ein Großteil dessen, was Sie belastet, können Sie ohnehin nicht kurzfristig ändern. Ein despotischer Chef bleibt despotisch, ein chronisch missgelaunter Kollege wird es ebenfalls bleiben. Doch auf einem hohen Energielevel, der Ihnen mit dem starken Photonenfeld positiver Gefühle beschert wird, sind Sie nicht mehr schutzlos und verwundbar. Sie ruhen in sich. Auf dieser Basis können Sie manche vermeintliche Verletzung als sachliche Kritik einordnen und manches vermeintliche Mobbing als bedeutungslosen Klatsch. Vieles relativiert sich, wenn wir nicht mehr zulassen, dass es unser Inneres erschüttert. Deshalb ist es wichtig, dass wir lernen, die Haltung eines unbeteiligten Beobachters einnehmen zu können.

Lösung von alten Konditionierungen

Führen Sie sich immer wieder vor Augen, dass Sie die Macht der Gestaltung besitzen und dass Sie es anderen nicht gestatten sollten, emotionale Macht über Sie zu gewinnen. Das ist eine gute Voraussetzung für eine weitere Entwicklungsphase – den Zustand reinen Bewusstseins, ohne Gedanken, die wiederum zwiespältige Gefühle erzeugen können. Darauf werde ich im nächsten Kapitel näher eingehen. Zunächst möchte ich betonen, dass die Transformation der Gefühle ein unverzichtbarer Entwicklungsschritt ist, um sich von alten Mustern zu lösen. Auf diese Weise können Sie negative Konditionierungen hinter sich lassen, die zum Burn-out führen.

Was ich Ihnen vermitteln möchte, ist eine neue Sicht auf die emotionale Qualität Ihres Lebens. In Unkenntnis besserer Alternativen gehen die meisten Menschen in Konfliktsituationen dazu über, ihre Gefühle zu verdrängen, um mit dem Verstand die mentale Kontrolle zu übernehmen. Unablässig denken sie darüber nach, was sie hemmt und fesselt, statt ihre Gefühle zu registrieren und an ihnen zu arbeiten. Es handelt sich dabei um eine reflexhafte Reaktion auf den Druck, der von außen kommt und der als Kontrollverlust wahrgenommen wird. Nichts fürchten wir jedoch derart, wie die Kontrolle zu verlieren. Deshalb steuern wir dagegen an, ohne zu bemerken, dass wir uns ohne Bewusstsein nicht befreien können, sondern uns stattdessen ins Gefängnis selbstgewählter Zwänge begeben.

Leistungsdruck, Termindruck, sozialer Druck, diese Faktoren führen geradewegs zum Burn-out. Der Betroffene fühlt sich als Marionette, die von anderen bewegt wird. Also versucht er, sich dagegen aufzulehnen, indem er seinen Gedanken eine Kontrollfunktion zuweist. Damit imitiert er letztlich den äußeren Druck und verwandelt ihn in einen inneren. Das Gefühl der Fremdbestimmtheit wird damit nicht etwa aufgelöst, sondern noch verstärkt. Die fatale Folge ist, dass sich alle Energie darauf richtet, das Leben durch die Gedanken in den Griff zu bekommen. Dies ist jedoch eine Illusion. Und, was noch weit verhängnisvoller ist: Wer seine Gefühle systematisch unterdrückt und verdrängt, verschließt den Zugang zu dem möglichen Glücksstrom, mit dem die bewusste Entscheidung für lebensbejahende Gefühle belohnt wird.

Wir sind alle dafür geschaffen, Glück und Liebe im Überfluss zu erfahren, ganz aus uns selbst heraus. Natürlich ist der Mensch ein soziales Wesen und daher auf Kommunikation angewiesen, auf ein harmonisches Zusammenleben. Wie wir aber gesehen haben, gleiten soziale Kontakte ohne ein entwickeltes Bewusstsein leicht in emotionale Abhängigkeiten ab. Wir definieren uns dann über die Reaktionen anderer und gehen uns selbst verloren. Diese Abhängigkeit ist einer der elementaren Faktoren für einen Burn-out: der Verlust von Unabhängigkeit und Souveränität. Sobald wir uns nicht mehr als eigenständig wahrnehmen, werden wir hilflos wie Säuglinge, die auf die Mutterliebe angewiesen sind.

Umso dramatischer erleben wir dann Zurückweisungen, die wir als Liebesentzug bewerten. Die Welt stürzt zusammen, wenn keine bedingungslose Anerkennung erfolgt. Deshalb jagen wir einer unerreichbaren Perfektion hinterher, die wir niemals werden erfüllen können. Wir fühlen uns wertlos, weil niemand uns Wert verleiht. Dass wir aber einen eigenen Wert besitzen, können wir uns in dieser Situation nicht einmal mehr vorstellen. So schildern es Burn-out-Patienten immer wieder. Ihre Unwertgefühle beruhen häufig auf übersteigerten Erwartungen, was Zuwendung und Anerkennung betrifft. Sie suchen unaufhörlich nach ihrem Spiegelbild im Gegenüber, statt ein authentisches Selbstbild aufzubauen.

Nur so ist zu erklären, dass sich oft ein tiefer Graben zwischen Wahrnehmung und Wirklichkeit auftut. Oder, wie es der Sportpsychologe Jürgen Lohr formuliert, der Führungskräfte coacht: »Nicht die Ereignisse sind das Problem, sondern die Bedeutung, die wir ihnen beimessen.« Zur individuellen Fehleinschätzung gesellen sich überdies die »professional mystiques«, übertrieben positive Vorstellungen über die Arbeitswelt. Mancher Burn-out-Patient orientiert sich an einem illusionären Ideal: dass er mit seinem Job automatisch Kompetenz und Anerkennung erhalte, dass Kollegen stets hilfsbereit und solidarisch seien und dass die Zusammenarbeit mit Klienten und Kunden selbstverständlich erfolgreich verlaufen werde. Umso dramatischer ist die Enttäuschung, wenn alles ganz anders ist.

Das betrifft auch die Einschätzung von beruflichen Kontexten. Während der Arbeitskollege am Schreibtisch gegenüber die identischen Arbeitsbedingungen als erträglich einstuft, geht der vom Burn-out Bedrohte durch eine Hölle. Möglicherweise arbeiten sie sogar ein vergleichbares Pensum ab. Doch während der Kollege seinen Joballtag strukturiert und alles einigermaßen stressfrei erledigt, ist es für den chronisch Erschöpften unmöglich, der Aufgaben Herr zu werden. Alles wird zu viel, er zieht sich zurück und geht in die Isolation. Die Lösung wäre, Anerkennung und Selbstwertgefühl nicht mehr von seiner Leistung abhängig zu machen. Doch gerade das fällt den Betroffenen am schwersten, zumal sie im fortgeschrittenen Stadium keine engen sozialen Kontakte mehr haben, die ihnen Rückhalt geben könnten.

Ein Teufelskreis beginnt. Denn erfüllte Beziehungen, seien sie privater oder beruflicher Natur, gelingen nur, wenn der Mensch sich als heil und ganz erfährt, nicht als unvollständiges Wesen, das der Ergänzung bedarf. Um in den Zustand der Ganzheit zu gelangen, bedarf es einer Transformation, deren Ziel das Erlangen reinen Bewusstseins ist, befreit von Gedanken und Gefühlen. Wissenschaftlich betrachtet, besteht reines Bewusstsein aus Photonen höchster Frequenz. Solche Frequenzen erreichen wir beispielsweise durch Atemübungen und Tiefenentspannung sowie durch verinnerlichte Haltungen von Achtsamkeit und Liebe.

Warum aber ist es so wichtig, die Gedanken schweigen zu lassen? Dieser Frage widme ich das folgende Kapitel. Es wird Ihnen wertvolle Hinweise darauf geben, wie Sie durch Bewusstheit zur inneren Stärke und Unabhängigkeit finden. Vorher möchte ich Ihnen eine erste Übung empfehlen, mit der Sie Ihr Bewusstsein schärfen können. Es ist eine Atemübung, die sowohl vorbeugend wirkt als auch in akuten Stressphasen für inneren Abstand sorgt. Nehmen Sie sich Zeit dafür. Behandeln Sie sich selbst wie einen besonderen Gast, dem man allen Respekt entgegenbringt. Sie haben ihn sich verdient.

ÜBUNG 1: Bewusstes, tiefes Atmen

Setzen Sie sich möglichst gerade auf einen nicht zu weichen Stuhl. Ziehen Sie die Schultern ohne große Spannung ganz leicht nach hinten, sodass der Kopf nicht vor, sondern über Ihrer Brust ruht. Würden Sie jetzt ein Lot von Ihrer Kinnspitze senkrecht nach unten fällen, so würde es Ihre Brust im Bereich der Thymusdrüse, mitten auf dem Brustbein, berühren – beim Mann genau zwischen den Brustwarzen, bei Frauen in der Vertiefung zwischen den Brüsten.

Lassen Sie Ihre Oberarme seitlich am Körper senkrecht herabhängen. Ihre Unterarme ruhen waagerecht mit den Händen auf den Oberschenkeln. Anfangs ist diese Haltung angenehmer, wenn Sie sich mit der geraden Wirbelsäule am Stuhlrücken anlehnen. Später werden Sie diese Haltung entspannt auch ohne Lehne einnehmen können.

- Entspannen Sie Ihren Brust- und Bauchraum und schließen Sie die Augen. Beginnen Sie nun langsam tief ein- und auszuatmen. Das gelingt am besten, wenn Sie zunächst ganz tief ausatmen, bis Ihre Lungen völlig entleert sind. Dann erst beginnen Sie mit dem bewussten Einatmen.
- Lassen Sie sich für jede Sequenz jeweils etwa zehn Sekunden Zeit, sodass ein Zyklus aus Ein- und Ausatmen insgesamt 20 Sekunden dauert. Konzentrieren Sie sich darauf, die Luft so langsam ein- und ausströmen zu lassen, dass Sie die Zeit von etwa 20 Sekunden für einen Atemzyklus einhalten.
- Wenn Sie diesen harmonischen Atemrhythmus verinnerlicht haben, für den Sie dann auch keine Uhr mehr benötigen, beobachten Sie, wohin Sie atmen. Heben und senken Sie beim Einatmen nur die Brust? Oder wölbt sich der Bauch nach vorn und zieht sich beim Ausatmen wieder zurück? Viele Menschen, die in ihrem Bauch unangenehme Gefühle abgelegt und somit verdrängt haben, atmen ausschließlich flach, mit der Brust. Aber nur mit der Bauchatmung werden Sie den Atemrhythmus auf 20 Sekunden ausdehnen können.
- Üben Sie sich bewusst darin, in den Bauch hineinzuatmen. Diese sogenannte Zwerchfellatmung sollten Sie sich dauerhaft angewöhnen, weil sie uns wesentlich effektiver mit Sauerstoff und Bioplasma versorgt als die Flachatmung. Außerdem kann sich unsere Lunge besser nach unten ausdehnen und pro Atemzug mehr Luft austauschen. So werden wir lebendiger.
- Wenn Sie sicher sind, dass Sie sich auf die Zwerchfellatmung umgestellt haben, versuchen Sie anschließend, Ihren Atem-

zyklus auf insgesamt 30 Sekunden auszudehnen. Dies erreichen Sie, indem Sie nicht nur nach unten in das Zwerchfell atmen und dabei den Bauch vorwölben, sondern auch den Brustkorb ganz bewusst bei jedem Einatmen wölben. So füllen Sie das volle Volumen Ihrer Lungen.

Absolvieren Sie diese Übung etwa zehn Minuten lang – wenn Sie wollen, auch ein paar Minuten länger. Wiederholen Sie sie einige Zeit lang täglich, damit Sie sich angewöhnen, Ihr gesamtes Lungenvolumen zu nutzen, auch im Alltag.
Beobachten Sie Ihren Atem kontinuierlich. Vor allem dann, wenn Sie sich in einer Stresssituation befinden, ist es sehr hilfreich, auf diese Weise tief und ruhig durchzuatmen. Das schafft eine bewusste Verbindung nach außen mit dem Weltganzen und erlaubt Ihnen eine innere Distanz.
Wiederholen Sie die Übung auch in der Natur, an Orten, an denen Sie sich besonders wohlfühlen. Damit laden Sie Ihre Atmung zusätzlich mit aufbauenden Energien auf. Jedes Mal, wenn Sie in einer belastenden Situation sind, werden dann die positiven Assoziationen der Naturerfahrung zusammen mit der veränderten Atemtechnik für Entspannung sorgen.

2. AUSGEBRANNT –
was zur geistigen Erschöpfung führt

Geistige Ressourcen liegen brach

Wenn vom Burn-out die Rede ist, so liegt das Augenmerk vorrangig auf der emotionalen Erschöpfung, auf körperlichen Beschwerden und sozialen Auffälligkeiten. Weniger beachtet wurde bisher das Phänomen der geistigen Erschöpfung. Noch gibt es kaum Untersuchungen darüber, wie sie sich langfristig auf unsere Gesellschaft auswirken wird. Man kann allerdings davon ausgehen, dass bereits jetzt ungeheure kreative Ressourcen brachliegen. Wichtige Impulse und neue Ideen fehlen, um Innovationen in Gang zu bringen. Denn es sind ja gerade die Leistungsträger und Engagierten, die vom Burn-out bedroht sind. Sie besetzen Schlüsselpositionen in sozialen und pädagogischen Berufen, in den Führungsetagen der Unternehmen und in der Medienindustrie.

Gleiches gilt aber auch für alle anderen Ebenen. Jeder trägt in seinem Feld eine gewisse Verantwortung und kann prinzipiell Gestaltungsräume besetzen, ganz gleich, ob er Handwerker ist, Verwaltungsangestellter oder Universitätsprofessor. Jeder Einzelne trägt auf diese Weise zum Ganzen des gesellschaftlichen Organismus bei. Empfindet er sein Tun als sinnerfüllt, so kann er in seinem Bereich positive Entwicklungen anstoßen. Fehlt es ihm aber an Energie, um schöpferisch und emotional präsent zu sein, ist das gesamte System gefährdet.

Schon jetzt kann man von einem Notstand sprechen. Immer mehr Lehrer sind über längere Zeit arbeitsunfähig oder derart ausgebrannt, dass sie ihren Schülern wenig mehr als simple Routine bieten. Ärzte und Krankenschwestern können ihre Patienten oft nur noch rein funktional versorgen, ohne menschliche Zuwendung und Wärme. Führungskräften mangelt es an Elan und Ideen, für ihre Mitarbeiter ein lebenswertes Arbeitsklima herzustellen. Und auch in den Medien arbeiten zunehmend geistig Erschöpfte, die ihre negative Weltsicht vielfach multiplizieren. Diese Tendenzen verstärken Hoffnungslosigkeit und depressive Stimmungen auf allen gesellschaftlichen Sektoren.

Ein Umdenken ist bisher kaum in Sicht. Personalentwicklung ist immer noch gleichbedeutend mit Fortbildungsangeboten. Statt das Bewusstsein für eine gesunde Balance von Arbeit und Entspannung zu unterstützen, werden den Mitarbeitern immer mehr und immer neue Aufgaben aufgebürdet. Professionelle und systematische Beratung, was einen möglichen Burn-out betrifft, ist hierzulande so gut wie unbekannt, und auch die Prävention wurde noch nicht wirklich als Thema aufgegriffen. Die Finanzkrise dient manchen Unternehmen als Rechtfertigung dafür, dass es vorrangig um Leistungssteigerung geht. Überall wird gespart, Controller haben die Macht übernommen und überprüfen allein die Effizienz der Arbeit. Die Ökonomisierung aller Lebensbereiche macht auch die Entscheider blind dafür, dass Effizienz auf Dauer nur zum Erfolg eines Unternehmens beiträgt, wenn sie nicht auf Überforderung und Frustration beruht.

Auch in der schulischen Ausbildung sucht man vergeblich Impulse zu geistiger Anregung. Es geht meist nur noch um einen tradierten Wissenskanon, der eher lustlos und mit veralteten pädagogischen Methoden vermittelt wird. Längst ist es überfällig, Themen wie Medienkonsum, Gesundheit und geistige Inspiration ins schulische Curriculum aufzunehmen, um die Schüler an eine Lebenskunst heranzuführen, mit der sie ausgeglichene, glückliche und auch leistungsbereite Erwachsene werden. Hirnforscher beispielsweise plädieren dafür, Schüler mit Entspannungstechniken vertraut zu machen, damit sie in der Lage sind, auf der langen Strecke des Schulalltags immer wieder neue geistige Leistungen zu erbringen und eigenständige kreative Ideen zu entwickeln. Doch die Appelle verhallen ungehört. Daher verkümmern geistige Ressourcen oft schon, bevor es dann später im Berufsleben zum Burn-out kommt. Eine unverständliche Ignoranz herrscht vor, in völliger Verkennung der Bedeutung, die geistige Schöpferkraft in der Gesellschaft hat.

Ich halte es nicht für überzogen, die heute fehlenden Visionen für sinnvolle gesellschaftliche Neuerungen auf eine umfassende geistige Erschöpfung zurückzuführen. Für die Betroffenen ist sie mindestens so peinigend wie körperliche Schmerzen oder emotionale Leere. Geistig ausgebrannt zu sein bedeutet auf einer ersten Stufe, dass die Gedanken zur Qual werden. Sie beginnen zu kreisen, in einem immer engeren Radius. Selbstzweifel vergrößern sich durch permanente Wiederholung negativer gedanklicher Schleifen. Es ist, als ob der Betroffene im Käfig seiner eigenen Gedanken eingeschlossen sei. Da er sich weder körperlich noch seelisch spürt, gibt es keine regulierenden Korrektive mehr. Immer tiefer verirrt er sich in seine Gedankenlabyrinthe, bis es auf der nächsten Stufe zum geistigen Stillstand kommt, wie es im EEG manifest wird.

Betrachten wir diese Vorgänge vor dem Hintergrund der physikalischen Gegebenheiten, erklärt sich, warum die geistige Erschöpfung die Emotionalität beeinträchtigt. Gedanken korrespondieren mit Photonen und bauen entsprechende Photonenfelder auf. Da diese eine höhere Frequenz besitzen als die Photonenfelder der Gefühle, verhalten sie sich dominant – bis die Gefühle auf dem inneren Monitor gelöscht werden. Der Betroffene wirkt deshalb kalt und emotionslos. Er kann keine Empathie mehr aufbringen und versucht, sein gesamtes Leben auf der sachlich-gedanklichen Ebene zu meistern, ganz so, wie es der Burn-out-Phase der Depersonalisierung entspricht.

Der Begriff der Depersonalisierung benennt in diesem Zusammenhang jedoch weit mehr als das Ausblenden von Gefühlen. Auch wenn wir meinen, dass unsere Gedanken eine sehr persönliche Angelegenheit seien, sind sie zumeist durch Erlerntes konditioniert. Erziehung und Konvention, Informationen und übernommene Überzeugungen prägen wesentlich unser Denken. Haben wir ein hohes Bewusstsein, so können wir dies einschätzen. Wir erkennen, dass wir es mit fremdem Gedankengut zu tun haben, und können uns gegebenenfalls davon distanzieren. Wir wissen, dass wir uns dazu frei verhalten können – zustimmend oder ablehnend, in Abgleich zu unserer eigenen Meinung.

Dem an Burn-out Erkrankten fehlt die Instanz der Bewusstheit. Er denkt unbemerkt nicht seine eigenen Gedanken, sondern variiert lediglich das Aufgenommene. Da er unter beruflichem Stress steht, richten sich seine Gedanken ausschließlich auf berufliche Belange und die damit verbundenen Belastungen. Der innere Monolog besteht in diesem Fall nur noch aus Sätzen, die das Getriebensein dokumentieren: »Ich muss noch etwas erledigen. Ich muss zum nächsten Termin. Ich habe vergessen, jemanden anzurufen. Ich muss noch eine Konferenz vorbereiten. Ich schaffe die Deadline nicht.« So lauten typische Sätze des Überforderten und formen eine Spirale der Panik.

Wer von solchen Gedanken beherrscht wird, entfernt sich von seinem Wesenskern und verliert seine Persönlichkeit. Er entäußert sich, weil seine Gedanken allein vom Außen beherrscht werden. Deshalb hat er den Anforderungen auch nichts mehr entgegenzusetzen, keine geistigen Ressourcen, keine eigenen kreativen Potenziale. Er fühlt sich der Situation nicht mehr gewachsen, weil er geistig nicht wachsen kann. Würde man das Szenario in einer Zeichnung festhalten, so wäre der vom Burn-out Betroffene winzig klein, während das Außen riesenhaft vergrößert ist. So malen Kinder ihre Angst vor bedrohlichen Monstern: ganz unten am Rand das kleine Kind, darüber bildfüllend das Furcht einflößende Ungeheuer.

Digitales Multitasking

Zu den Bedingungen, die eine allgemeine geistige Erschöpfung vorantreiben, gehört das sogenannte Multitasking. Es ist ein moderner Mythos geworden, dessen Verwirklichung in der Arbeitswelt mehr und mehr eingeklagt wird. Alles soll gleichzeitig bewältigt werden, einzelne Arbeitsschritte verweben sich miteinander, und darüber hinaus wird gefordert, dass sich durch permanente Weiterbildung das Spektrum der Aufgaben erweitert. Zugleich wird erwartet, dass die sogenannte Lifebalance stimmt, dass also Beruf und Privatleben in einem ausgewogenen Verhältnis stehen. Frauen, die Kinder haben, stehen hier oft vor unlösbaren Problemen des Multitasking, aber auch Männer leiden immer häufiger darunter, dass für das Familienleben zu wenig Zeit und Energie bleibt.

Im engeren Arbeitskontext hat sich das Multitasking mit der zunehmenden Digitalisierung kommunikativer Abläufe verschärft. Die mediale Fülle, mit der Informationen heute zirkulieren und ausgetauscht werden, wächst stetig an: Telefonanrufe, SMS, E-Mails, Tweets, Postings erreichen uns rund um die Uhr. Dazu kommt die Unrast, mit der wir Unbekanntes googeln, immer auf dem Sprung, uns auf den neusten Wissensstand zu bringen. Der Journalist und FAZ-Herausgeber Frank Schirrmacher pointiert diese Situation in seinem Buch

Payback mit der Feststellung: »Früher haben wir uns die Informationen gesucht, heute suchen sie uns.« Und er resümiert: »Mein Kopf kommt nicht mehr mit.«

Diesen Eindruck haben viele. Die tendenzielle Unendlichkeit von Anforderungen und Informationen bedrückt uns in immer größerem Maße. Wir fühlen uns ausgelaugt, weil wir der Datenmengen nicht mehr Herr werden. Dabei mischen sich immer mehr soziale Verpflichtungen mit beruflichen Notwendigkeiten. Die digitale Überforderung bezieht sich auf das gesamte Erleben: Schnell noch den Eltern ein Foto vom letzten Urlaub posten, beim Telefonieren mit dem Chef die Mails checken und währenddessen Notizen zu einem bevorstehenden Geschäftsessen machen sowie zu googeln, welches der beste Kindergarten für den Nachwuchs ist – solche fast absurden Situationen des »Alles-auf-einmal« sind inzwischen Normalität.

Es ist allerdings eine Normalität, die nicht normal im Sinne eines ausgeglichenen Zustands ist, sondern einer unsinnigen neuen Norm entspricht: dem Bild des allseits informierten und permanent kommunikationsbereiten Menschen. Niemand würde freiwillig zugeben, dass er damit überfordert ist. Der Konkurrenzdruck ist groß, Flexibilität und Offenheit für Neues gelten als selbstverständlich. Jeder will mithalten und beweisen, dass er sich auf der Höhe der technischen Möglichkeiten befindet. Die jedoch erweitern und vergrößern sich unaufhaltsam. Wer heute noch auf dem neuesten Stand ist, kann morgen schon wegen seines veralteten Wissens belächelt werden. Auf diese Weise wächst die Irritation des Geistes, und er driftet in eine Krise. Die Netzwerke werden zu Fallen, in denen sich der Betroffene verstrickt.

Bezeichnend für die heutigen Arbeitsrhythmen ist es, dass sie nicht mehr selbst bestimmt werden können. Besonders häufig kommt es zu Unterbrechungen. Durch die unbegrenzte Erreichbarkeit gibt es keine Binnenzonen mehr, in denen man sich auf eine einzige Sache konzentrieren kann. Multitasking, das ist übersteigerte Gleichzeitigkeit, und sie geht an niemandem spurlos vorüber. Durchschnittlich dauert es eine knappe halbe Stunde, bis man sich nach einer Unterbrechung wieder auf einem Leistungshoch einpendelt, fand die Computerwissenschaftlerin Gloria Mark heraus. Doch dieses Leistungshoch wird oft gar nicht mehr erreicht, weil bereits die nächste Unterbrechung erfolgt. Nur elf Minuten, so haben Arbeitsforscher errechnet, kann sich jemand im Schnitt einem einzigen Thema widmen. Zu wenig, um in die Tiefe zu gehen. Die Arbeitsweise wird flüchtig und bleibt an der Oberfläche, mit wenig befriedigenden Ergebnissen. So hat der Betroffene den Eindruck, dass ihm nichts mehr gelingt. Er fühlt sich wertlos und ausgebrannt. Hält dieses Gefühl an, kommt es unweigerlich zum Burn-out.

Der Kognitionspsychologe Roy Baumeister prägte dafür den Begriff der »Ich-Erschöpfung«. Dass es dazu kommen kann, liegt an der Simultaneität zu vieler geistiger Aufgaben, die jeweils so viel Energie binden, dass keine der Aufgaben umfassend erledigt werden kann. In einem berühmt gewordenen Experiment bat Baumeister seine Probanden, einige Minuten lang alles aufzuschreiben, was ihnen durch den Kopf ging. Vorher unterteilte er die Versuchspersonen in zwei Gruppen: Die eine konnte ihren Gedankenfluss ohne weitere Vorgaben wiedergeben, die andere wurde aufgefordert, auf keinen Fall an einen weißen Bären zu denken. Man kann sich leicht vorstellen, dass dieser ominöse weiße Bär daraufhin umso hartnäckiger die Gedanken ablenkte, weil das Denkverbot eine zusätzliche geistige Leistung darstellte. Anschließend stellte Baumeister den Probanden knifflige Testaufgaben. Jene Gruppe, die nicht an den weißen Bären denken durfte, schnitt dabei signifikant schlechter ab.

Übertragen wir dieses Experiment auf eine typische Alltagssituation, so würde sie sich folgendermaßen gestalten:

Jemand soll beispielsweise eine bestimmte Strategie entwerfen, wie eine anstehende Aufgabe organisiert werden könnte. Ihm ist aber bekannt, dass ihm noch ein wichtiges Telefonat bevorsteht, dass er diverse Mails zu beantworten hat und ein Geburtstagsgeschenk für seine Frau besorgen muss. All diese anderen Aktivitäten, die gewissermaßen in der Warteschleife hängen, ziehen geistige Energie ab, die er eigentlich für die aktuelle Arbeitssituation bräuchte. So kommt es zu mangelnder Konzentration, zu Fehlern und zur großen Frustration.

Ein Experiment des King's College in London kam zu einem ähnlichen Ergebnis wie Roy Baumeister. Dabei untersuchte man die Leistungsfähigkeit von Probanden in Abhängigkeit von den Mails, die eintrafen. Auch hier wurden zwei Gruppen gebildet. Die eine musste in einem bestimmten Zeitraum hereinkommende Mails beantworten, der anderen Gruppe verabreichte man Marihuana. Danach gab man beiden Gruppen Aufgaben mittleren Schwierigkeitsgrads. So unglaublich es klingt: Jene Probanden, die Marihuana geraucht hatten, lösten die Aufgaben erfolgreicher als jene, die vorher mit der Flut von Mails konfrontiert waren. Daraus folgt, dass permanenter Mailkontakt den Geist stärker lähmt als eine Droge.

Mittlerweile sind sich viele Unternehmen bewusst, dass eine unhaltbare Arbeitssituation entstanden ist, die eine konzentrierte geistige Arbeit langfristig unmöglich macht. Fehler häufen sich, die Ergebnisse bleiben hinter dem zu erwartenden Niveau zurück. Die New Yorker Technologiefirma Basex hat errechnet, dass allein amerikanischen Unternehmen jährlich 588 Milliarden Dollar verloren gehen, weil die Mitarbeiter mit ständigen Unterbrechungen aus ihrer Arbeit herausgerissen werden. Auf einem anderen Blatt steht, was das für diese Menschen bedeutet. Halten die Störungen an, müssen sie sich eingestehen, dass sie eine kognitive Krise durchmachen, die ihren Arbeitsplatz gefährdet und ihr Selbstwertgefühl untergräbt.

Hilfe ist kaum in Sicht. Insofern war der Vorstoß der Deutschen Volkswagen AG singulär: Im Dezember 2011 verkündete sie, dass die Mail-Weiterleitung vom Server des Unternehmens auf die Handys der Mitarbeiter nach Arbeitsende abgeschaltet werde. Diese Neuerung führte man auf Betreiben des Betriebsrats ein, um den Mitarbeitern nach Feierabend eine Ruhezone zu gönnen. Erst am nächsten Tag, eine halbe Stunde vor Arbeitsbeginn, wird die Weiterleitungsfunktion wieder aktiviert. Man wolle »einen fairen Ausgleich darstellen zwischen den Arbeitnehmerinteressen und denen des Unternehmens«, beteuerte ein Firmensprecher. Es ist eine Regelung, in deren Genuss etwa 1000 Mitarbeiter kommen, die einen Tarifvertrag mit dem Unternehmen besitzen. Ob das Beispiel Schule macht, bleibt abzuwarten. Es ist aber eher unwahrscheinlich, dass solche digitalen Pausenzeiten die Regel werden. Ohnehin gelten sie nicht für die Führungsetage. Manager müssen auch bei VW nach wie vor rund um die Uhr erreichbar sein, mit allen Folgen der entgrenzten Arbeitszeit.

Arbeitsgedächtnis und Selbstkontrolle

Auch wenn die Kritik am unmäßigen digitalen Konsum lauter wird – das Multitasking am Arbeitsplatz kann sie nicht verhindern, dafür sind die Strukturen inzwischen zu sehr verfestigt. Dabei ist hinlänglich bekannt, wie negativ sich die Simultaneität der Anforderungen auswirkt. Psychologen weisen in diesem Kontext auf das Arbeitsgedächtnis hin. Es gleicht einem Speicher, in den alles hineinfließt, was in einem gewissen Zeitraum wichtig ist. Doch das Arbeitsgedächtnis kann auch stark beeinträchtigt werden, wenn Ablenkungen vorliegen, entweder durch Unerledigtes, das im Hintergrund wartet, oder durch Unterbrechungen.

Der Entscheidungsforscher Herbert Simon stellt dazu fest: »Information frisst Aufmerksamkeit.« Dieser schlichte Satz ist eine wesentliche Erklärung für geistige Überforderung. Ein Zuviel an Information, das gleichzeitig auf den Betreffenden einstürzt, verkürzt die Zeit und verringert die Energie, mit der die einzelne Information bearbeitet werden kann. Der Speicher ist überlastet und kann in Extremsituationen sogar »abstürzen« wie ein Computer.

Damit einher geht ein zunehmender Kontrollverlust. Der Arbeitsspeicher des Gehirns hat nämlich auch die Funktion, sinnvoll zwischen Wichtigem und Unwichtigem zu unterscheiden. Im Idealfall fungiert er als Filter. Dann können wir Prioritäten setzen und die Aufgaben in der Reihenfolge ihrer Wichtigkeit abarbeiten. Durch die pure Menge der Informationen wird jedoch diese Filterfunktion herabgesetzt. In klinischen Versuchen fand man heraus, dass die Denkgeschwindigkeit daraufhin sinkt und eine Selektion nicht mehr stattfindet. Jede neue Information überlagert die vorhergehende. Alles scheint gleich wichtig. Eine bewusste Auswahl und damit eine geistige Leistung, die uns eigentlich nicht schwerfallen sollte, wird unmöglich.

Die Konsequenzen sind komplex und beziehen sich nicht allein auf die engen Grenzen der kognitiven Verarbeitung. Forscher fanden heraus, dass jene Region des Gehirns, die für den Arbeitsspeicher zuständig ist, auch für Willenskraft und Selbstbeherrschung eine wichtige Rolle spielt. Ist die Kapazität jedoch erschöpft, fallen diese Fähigkeiten aus. Typische Gedanken lauten dann: »Ich weiß gar nicht, wo ich zuerst anfangen soll«, oder: »Egal, wie viel ich schaffe, es bleibt immer noch etwas Unerledigtes«. Oft leben die Betroffenen mit der Angst, ausgerechnet das Wichtigste vergessen zu haben. Sie haben keine Kontrolle mehr, keine Parameter, keine Orientierung.

Miriam Meckel beschreibt diesen Überreizungszustand in ihrem Buch *Brief an mein Leben* folgendermaßen: »Ich bin nachts aufgewacht, meist schweißgebadet, und mir fiel ein, wo ich noch nachhaken, anrufen oder etwas abliefern musste. Dann stand ich auf und schrieb es auf einen Zettel. Ich hätte sonst nicht wieder einschlafen können, weil die unerledigte Aufgabe wie eine Zentrifuge in meinem Kopf rotierte, meine gesamte Aufmerksamkeit in Anspruch nahm und jeden Versuch, wieder einzuschlafen, in die entferntesten Sphären der Nacht hinausschleuderte.« Eine niederschmetternde Selbstanalyse. Wenn man bedenkt, dass Frau Meckel eine gut ausgebildete, erfolgreiche Intellektuelle ist, wirkt die Diskrepanz zwischen geistiger Leistungsfähigkeit und geistigem Systemausfall umso dramatischer.

Manche Beobachter sprechen sogar von digitaler Demenz. Und so mancher Betroffene fühlt sich tatsächlich wie ein verwirrter älterer Mensch, der im Supermarkt steht und nicht mehr weiß, was er einkaufen wollte. Das großartige Werkzeug, das unser Gehirn sein könnte, ist heute vielfach blockiert. Die geistige Überreizung nähert sich einem Zustand weißen Rauschens, bis man am Ende vor dem Zuviel kapituliert – dann ist ein Burn-out manifest.

Geistige Erschöpfung führt langfristig zu Orientierungsverlust. Was dabei vordergründig passiert, kann man verstehen, wenn man bedenkt, dass der Mensch eigentlich in der Lage ist, seine Aufgaben selbstregulierend zu strukturieren. Fehlt diese Fähigkeit, sprechen Sozialpsychologen von Ego-Depletion, was wörtlich übersetzt so viel wie Selbstentleerung bedeutet. Man geht davon aus, dass dem Menschen grundsätzlich die Ressourcen der Selbstregulation und Selbstkontrolle zur Verfügung stehen. Aufgezehrt werden sie, wenn zu viele Aufgaben den Geist bedrängen. Dann mangelt es nicht nur an Konzentration, sondern der Geist wird gleichsam ausgehöhlt – übrigens völlig unabhängig von einer eventuellen körperlichen Erschöpfung. Die Fähigkeit zur Selbstkontrolle wird in diesem Zusammenhang als eine Energie des Geistes

definiert. Sie ist nicht in unendlichem Maße vorhanden, sondern kann von der Universalität der Aufgaben derart bean-
sprucht werden, dass sie schließlich nicht mehr zur Verfügung
steht. Dann fehlt die Kontrolle über emotionale Impulse, Ent-
scheidungen und jede Form aktiver Handlungen – die regula-
tive Ressource ist aufgebraucht.

Auf diese Weise können wir analysieren, warum das Multitasking des Informationszeitalters derart zerstörerisch auf
den Geist wirkt. Ein Wettlauf hat begonnen, bei dem derjenige
gewinnt, der am erfolgreichsten Nachrichten sendet und emp-
fängt. Wir begeben uns also auf die Funktionsebene einer Maschine wie dem Computer, dessen prozessuale Beschleunigung
prinzipiell unendlich steigerbar ist. Nicht so das menschliche
Gehirn. Bei Überlastung kommt es zunächst zu Konzentrati-
onsstörungen, dann erlahmt die Willenskraft, und zuletzt
kommt es zu einem grundsätzlichen Kontrollverlust. Meist
sucht der Betroffene die Schuld dann bei sich selbst, denn es
kommt ihm gar nicht in den Sinn, dass er letztlich nur noch
daran gemessen wird, ob er mit den Kommunikationsmedien
kompatibel ist.

Diese Priorität hat zur Folge, dass der Mensch gleichsam
am Infusionstropf der digitalen Medien hängt. Mittlerweile
können wir bei der digitalen Kommunikation ein regelrechtes
Suchtverhalten feststellen. Wir alle erleben das täglich. Selbst
bei privaten Verabredungen wird verstohlen das Handy aktiviert, werden SMS verschickt oder Mails versandt. Auch im
Urlaub können viele dieser Sucht nicht widerstehen und müssen geradezu zwanghaft ihre Mails checken. Offenbar wird
selbst noch an einem schönen Urlaubsort die Wirklichkeit als
vorläufig und unvollständig empfunden, weil das wahre Leben vermeintlich im Netz stattfindet. Erst, wenn die digital
Süchtigen wieder online sind, fühlen sie sich lebendig. So fehlen auch im Urlaub die Zonen geistigen Rückzugs, die neue
Ressourcen aufbauen könnten.

Digitale Askese ist zu einem Fremdwort geworden. Wird sie selbst verordnet, aus einer vernünftigen Einsicht der Überforderung heraus, kommt es zuweilen zu echten Entzugserscheinungen, die sich als innere Unruhe, Nervosität und Unwohlsein äußern. Es scheint so, als ob der Geist abhängig von den Informationsflüssen sei, als handele es sich um einen Energiestrom, an den er angeschlossen bleiben möchte, und ohne den es ihm an Energie mangelt. Der gleichen Illusion gibt sich ein Junkie hin, der meint, ohne seine Droge kein lebenswertes Leben führen zu können. Dem digitalen Junkie ist nicht mehr klar, dass sein Verhalten große Mengen geistiger Energie verbraucht, bis zu einem Nullpunkt.

Die beschriebenen Tendenzen finden jenseits des Bewusstseins statt. Sie verhindern sogar umgekehrt die Entfaltung von Bewusstsein – dieses wird ja auch nicht gebraucht für die Reaktion auf Informationen. Der Wettlauf zwischen Mensch und Maschine belegt dies erschreckend. Computer haben kein Bewusstsein, auch wenn die Erforschung künstlicher Intelligenz mittlerweile weit fortgeschritten ist. Die künstliche Intelligenz bezieht sich allerdings nicht auf Sinnfragen auf der Metaebene, sondern ist ein Programm, das selbsttätiges Lernen ermöglicht. Die Aktivität des Computers basiert lediglich auf der komplexen Kombination von Algorithmen, nicht auf Bewertungen. Orientieren wir uns an dieser Arbeitsweise, blenden wir unser Bewustein notwendigerweise aus. Es könnte sogar störend wirken, weil wir möglicherweise unser Tun infrage stellen.

Auch der menschliche Geist, so sehen es Biologen, steht in direkter Abhängigkeit zu den Erfordernissen der evolutionären Anpassung. Daher ist nicht von der Hand zu weisen, dass wir langfristig auf das Niveau von Computern herabsinken könnten. Je mehr also der Unterschied zwischen Mensch und Maschine verwischt wird, desto rascher verschwindet das Bewusstsein. Es könnte durch eine Besinnung auf das große

Ganze erweckt werden, durch Glaube und Spiritualität, doch der Materialismus, dessen extremste Ausprägung der Glaube an die Vorbildfunktion maschineller Abläufe ist, verhindert nachhaltig den Zugang zu solchen Quellen.

Der Umgang mit dem Internet ist wie generell der Umgang mit digitalen Medien von Sinnfragen meist unberührt. Das Mehr ist entscheidend, nicht das Was. Diese Gefahr wird von jenen, die das Internet zum Trägermedium eines gesellschaftlichen Fortschritts hochstilisieren, immer noch unterschätzt. Der amerikanische Informatiker und Kulturjournalist David Gelernter etwa schreibt: »Das Netz wird sich niemals in einen Geist verwandeln, aber es kann uns dabei helfen, unsere Denkgewohnheiten und auch den Geist der Zeit zum Besseren zu verändern.« Solch ein Optimismus verrät eine gefährliche Naivität. Denn der Geist verändert sich nicht zum Besseren, sondern wird fortschreitend ausgehebelt. Denkgewohnheiten verfestigen sich zu starren Reflexen, Innovationen können sich nicht mehr herausbilden. Geistige Kreativität, eine der wichtigsten gesellschaftlichen Ressourcen, wird strukturell unterbunden.

Was für einen Computer optimal ist, das Mehr an Informationen, mit dem er gefüttert wird, wirkt auf den Geist schädigend. Ein Computer kann niemals entscheiden, ob er die programmierten Schritte tun will, ob sie einen Sinn haben, ob sie ihm selbst nutzen oder ob es Alternativen gibt. Verhält sich ein Mensch in Analogie zum Computer, so kommt das einer geistigen Bankrotterklärung gleich. Vor allem die Alternativlosigkeit ist es, die einer geistigen Erschöpfung und dem sich anschließenden Burn-out zuarbeiten. Betroffene charakterisieren diese Situation daher auch als Ausweglosigkeit. Die Hyperaktivität schlägt um in Resignation, und der Geist fällt in eine depressive Grundhaltung, aus der keine Ideen und Impulse mehr hervorgehen können. Die Ereignisflüsse nehmen überhand und sind nicht mehr zu bewältigen, weil der Geist keine Selektion vornehmen kann. Daher wird der Mensch passiv und entzieht sich der Überforderung durch unbewusste Verweigerung.

Demgegenüber ist festzuhalten, dass Geist und Bewusstsein in einem unmittelbaren Zusammenhang stehen. Wird der Geist nicht vom Bewusstsein bestimmt, sondern allein der Maschinenwelt ausgeliefert, versiegt seine Energie, und ein Burn-out ist unvermeidlich, auch dann, wenn keine körperliche Erschöpfung vorliegt. Jenseits dessen dürfte inzwischen klar geworden sein: Die Einheit von Körper, Geist und Seele legt nahe, dass bei einem gefesselten Geist auch Körper und Seele leiden. Das Gesamtsystem Mensch und seine Energieflüsse sind dann umfassend gestört, Krankheiten und Depression kündigen sich an. Insofern werde ich mich im Folgenden damit auseinandersetzen, welche Energien das Bewusstein erzeugt und wie sie sich in vegetativer, seelischer und geistiger Hinsicht auswirken. Zuvor aber sollten wir betrachten, warum der Verstand uns nicht weiterhilft, wenn wir energetisch ausbrennen.

Das rationale Zeitalter

Die Diagnose einer geistigen Erschöpfung ist nicht nur mit den beschriebenen Arbeitsbedingungen zu erklären. Man kann sie in unmittelbaren Zusammenhang bringen mit einer Gesellschaft, die durch eine zunehmende Intellektualisierung gekennzeichnet ist. Damit meine ich nicht etwa, dass die Menschheit klüger oder wissender geworden wäre. Es geht vielmehr um eine veränderte Wirklichkeitsaneignung. Gefühl und Intuition wurden im Laufe unserer Geschichte immer mehr ersetzt durch Verstand und Intellekt. Daher spricht man heute auch vom rationalen oder logozentrischen Zeitalter, das durch die Allgegenwart der Computer schon bald in ein kybernetisches Zeitalter überwechseln könnte. Ich persönlich rechne jedoch mit einem Übergang vom Informations- zum Bewusstseinszeitalter.

Wir befinden uns jetzt in einer Phase der Menschheitsgeschichte, in der es zu enormen geistigen Umwälzungen kommt, mit neuen Paradigmen und neuen Definitionen des Menschseins. Damit haben sich Phasen religiöser und spiritueller Orientierungssysteme überlebt, die den Geist in eine sinnerfüllte Wirklichkeit einbetteten. Wie wir in diesem Kapitel sehen werden, formen solche Bezugssysteme einen wichtigen Rahmen, in dem sich der Mensch geistig verortet. Solch ein Bezugsrahmen gibt ihm Sicherheit, sein Handeln zu begründen und Wertmaßstäbe aufzustellen. Fehlen die Maßstäbe, muss er über sein Handeln täglich neu entscheiden. Das bedeutet Freiheit, aber auch tendenzielle Überlastung. Schauen wir uns daher an, welche Bezugssysteme dem rationalen Zeitalter vorangingen, um einen Eindruck zu erhalten, was verloren ging.

Das magische Zeitalter, so wird gemutmaßt, etablierte sich mit Anbeginn der Menschheit. Animistische Vorstellungen über eine beseelte Natur haben unsere frühen Vorfahren beherrscht. Sie betrachteten die Welt als erfüllt von übernatürlichen Kräften, denen sie durch schamanistische Rituale Ehrerbietung zeigten. Um mit diesen Kräften im Einklang zu stehen und ihnen zu huldigen, entwickelten sich verschiedene Kulte, deren Überreste wir etwa in den Höhlenzeichnungen von Lascaux betrachten können, die über 17.000 Jahre alt sind. Magische Praktiken von Beschwörung und Besänftigung erlaubten eine Transformation von Ängsten, die mit Naturerscheinungen wie Dürren und Gewittern einhergingen. Die Menschen sahen sich gewissermaßen nicht als Opfer, sondern als aktive Partner unsichtbarer Kräfte. Mit diesen konnten sie sich verbünden, durch Rituale, aber auch beispielsweise durch die Anwendung von Heilpflanzen. Bei den

Naturvölkern sind solche Vorstellungen heute nach wie vor präsent.

Unser gegenwärtiges Äon der überlieferten Geschichte wurde stark beeinflusst durch den Beginn des Alten Reiches der Ägypter um etwa 2600 v. Chr. Dort begann die kultische Verehrung des ägyptischen Pantheons mit Göttern wie Osiris, Isis, Horus, Amun, Thot, Nut, Geb, Re und Anubis. Offen ist bis heute, ob es sich bei diesen Gestalten um Reinkarnationen von hoch entwickelten Götter- oder Engelwesen aus einer weit zurückliegenden untergegangenen Epoche handelte, wovon ich persönlich ausgehe, oder ob diese Gestalten eine bloße Erfindung der Menschen waren. Tatsache ist, dass die kultische Verehrung der altägyptischen Gottheiten während der gesamten ägyptischen Kulturepoche bis nach Christi Geburt anhielt, also über 3000 Jahre lang fortdauerte.

Im Laufe der Zeit rankten sich mehr und mehr Mythen um diese göttlichen Begründer der ägytischen Kulturepoche. Kulturhistorisch lässt sich zeigen, dass das griechische Pantheon partiell eine Blaupause des ägytischen Pantheons ist – aus Thot wurde Hermes, aus Amun wurde Zeus. Das römische Pantheon wiederum lässt sich als eine Blaupause des griechischen darstellen – aus Hermes wurde Merkur, aus Zeus wurde Jupiter. So entwickelte sich über die alten Ägypter, Griechen und Römer das mythische Zeitalter. Manche datieren seinen Beginn erst auf ungefähr 900 v. Chr., als die hellenistische Kultur zu großer Blüte aufstieg und mit ihr ein neues Göttersystem.

Auch die Kelten und Germanen nahmen bereits an, dass es Gottheiten gebe, denen man Namen zuordnen könnte. Doch man stellte sie sich nicht als Personen vor – sie standen eher stellvertretend für Grunderfahrungen des Lebens und der Natur. Entsprechend verehrte man Thor, den Donnergott, oder Frigg, die Göttin der Mutterschaft. Die Hellenen grenzten sich bewusst von ihren Nachbarvölkern ab, die sie Barbaren nannten, und konstituierten eine personifizierte Götterwelt, deren Mythen wir bis auf den heutigen Tag kennen. Diese Götterwelt war wie eine Familie aufgebaut. Über allem wachte der Göttervater Zeus, ihm gesellten sich zahlreiche verwandte Götter und Halbgötter zu, wie etwa Aphrodite, Hermes und Ares. Wie die altägyptischen hatten auch die hellenistischen Götter menschlichen Charakter, denn ihnen wurden Persönlichkeit und Gefühle zugesprochen. So war etwa der Kriegsgott Ares im Spiel, wenn es zu kriegerischen Auseinandersetzungen kam.

Wichtigstes Heiligtum der Hellenen war das Orakel von Delphi. Dort wirkte die Seherin Pythia, die als Vermittlerin zwischen Göttern und Menschen galt. Ihre Prophezeiungen gaben Aufschluss über das Schicksal, das die Götter für einen Menschen beschlossen hatten. Während man im magischen Zeitalter annahm, man könne sein Schicksal grundsätzlich zum Guten wenden, legten die hellenistischen Götter das Wohl und Wehe der Menschen unwiderruflich fest. Niemand konnte seinem Schicksal entrinnen, es gab kein Erbarmen. Am Beispiel des Ödipus kann man solch ein Verhängnis eindrucksvoll betrachten. Seinen Eltern wurde prophezeit, er werde seinen Vater töten und mit seiner Mutter schlafen. Um dieses schreckliche Los abzuwenden, setzten sie den Säugling in einem unwegsamen Gebirge aus. Doch Ödipus wurde von einem Hirten gerettet, er überlebte, und die Prophezeiung erfüllte sich.

Um den Einfluss der hellenistischen Kultur auf das Selbstbild des Menschen ermessen zu können, ist diese unabänderliche Schicksalhaftigkeit von größter Bedeutung. Während spätere Religionen und spirituelle Richtungen Erlösung in Aussicht stellen, haben wir es hier mit einem System zu tun, das dem Fatalismus zuarbeitete. Hatten die Götter einen Fluch ausgesprochen, so war das Leben des Betreffenden ausweglos. Einzig die Moiren, eine Gruppe von Schicksalsgöttinnen, konnten zu Hilfe gerufen werden, um ein negatives Geschick abzuändern.

Mit den monotheistischen Religionen veränderte sich diese Sicht radikal. Nun war es ein einziger Schöpfergott, der im Zentrum des Glaubens stand. Zu ihm konnte man in lebendigen Kontakt treten. Wer ein gottgefälliges Leben führte, wurde belohnt, während der Sünder mit Verdammnis bestraft wurde, so die Überzeugung. Zeitlich verschränken sich die monotheistischen Religionen mit dem magischen und mythischen Zeitalter. Zunächst kam das Judentum auf, das mit Jahwe nur einen Gott verehrte, ein deutlicher Kontrast zur Vielfalt der hellenistischen, aber auch der ägyptischen oder babylonischen Götterwelten. Mit dem Christentum und dem Islam kamen zwei weitere monotheistische Religionen hinzu, die in Europa das mythische Zeitalter verdrängten, auch wenn es für andere Regionen der Welt weiterhin bestimmend blieb.

In Zentraleuropa wurde bekanntlich das Christentum zur wichtigsten Glaubensform. Jesus Christus versprach Rettung aus dem irdischen Jammertal, und damit vertrat er die Verheißung von Hoffnung und Liebe. Das war ein Paradigmenwechsel größten Ausmaßes. Mit den Gedanken der Nächstenliebe und der Vergebung wurden den Glaubenssystemen von Schicksal und Verhängnis starke Kräfte entgegengestellt, die dem Einzelnen eine ethische Verantwortung zugestanden. Auch intellektuell war das Christentum bedeutsam, weil sich im Laufe der Zeit Subsysteme der Reflexion ausbildeten, die christlich grundiert waren, beispielsweise die mittelalterliche Scholastik.

Mit Beginn der Renaissance wurde das mythische Zeitalter von der Epoche der Wissenschaften abgelöst. Das Christentum blieb zwar einflussreich, doch es wurde nicht mehr als alleinige Begründungsinstanz betrachtet für das, was wir die Welt der Erscheinungen nennen. Fortschreitend distanzierte man sich von einer Gedankenwelt, in der Glaube und Religion, Mythos und Spiritualität sinnstiftende Funktionen übernahmen. Ein Kulminationspunkt der konkurrierenden Welterklärungsmodelle war die Evolutionstheorie Darwins, mit der der Schöpfungsmythos der biblischen Genesis scheinbar ungültig wurde. Der wortwörtlichen Auslegung der Bibel, dass ein Schöpfergott buchstäblich in sieben Tagen die Welt erschaffen habe, widersprach die Erkenntnis, dass sich die Vielfalt der Arten langsam entwickelt hat, in Abhängigkeit von den jeweiligen Umweltbedingungen. Fortan übernahmen die Naturwissenschaften die Aufgabe, Fragen nach dem Ursprung der Welt und dem menschlichen Dasein zu beantworten. Denken statt Glauben wurde das neue Paradigma.

Die Bewegung der Aufklärung vollendete diese Entwicklung. »Ich denke, also bin ich«, schrieb der französische Philosoph René Descartes, und der Königsberger Aufklärer Immanuel Kant formulierte sein berühmtes »Sapere aude – wage zu wissen«. Der kalkulierende Verstand, der sich nach dem Modell von Wissenschaft und Mathematik ausformen sollte, wurde zum Leitbild. Auf diese Weise wurde mancher Aberglaube eliminiert, jedoch auch die Werte des intuitiven Wissens und der mythischen Traditionen negiert. Dass es – frei nach Shakespeare – mehr zwischen Himmel und Erde geben könne, als die Naturwissenschaft sich träumen ließ, wurde heftig bestritten.

Heute bewerten wir fast alle Bereiche des Lebens mit Verstand und Intellekt. Theorien überlagern das Erlebte, rationale Erklärungen und wissenschaftlich fundierte Anleitungen für elementarste Vorgänge des Lebens haben Konjunktur. Themen wie Gefühle, Partnerschaft oder Kindererziehung haben meterweise Ratgeberliteratur produziert. Wir sind offenbar davon überzeugt, dass es für jede Lebenslage einen Spezialisten gibt, der alles viel besser weiß als wir. Die Intuition, das sogenannte Bauchgefühl, wird zurückgedrängt, und auch ethische Überlegungen spielen nur noch eine untergeordnete Rolle. Mit Logik und Intellekt, so meinen wir, könnten wir das Leben besser meistern, als uns auf uns selbst oder transzendente Glaubenswelten zu verlassen. So, wie wir unsere Bedürfnisse verdrängen, verdrängen wir also auch die Schichten intuitiven Wissens und spiritueller und religiöser Bedürfnisse nach Orientierung.

Mittlerweile haben wir ein Stadium erreicht, in dem sich der Verstand als alleiniger Interpret und Manager des Alltags aufspielt. »Hast du dir das auch gut überlegt?«, fragen wir skeptisch, wenn jemand eine spontane Idee verwirklichen will. »Denk besser noch einmal gründlich darüber nach«, lautet ein beliebter Rat, wenn jemand vom standardisierten Weg abweichen will. »Wenn du es richtig bedenkst, passt dieser Mensch doch gar nicht zu dir«, bekommen wir zu hören, wenn wir uns verliebt haben. Das beunruhigt uns. Geradezu ängstlich vermeiden wir es, der Intuition zu folgen, und lassen uns lieber von Gedankenspielen bremsen, als dem Bauchgefühl zu folgen.

Wird die Fokussierung auf Logik und Verstand zur Obsession, erkennen Psychologen darin einen Abwehrmechanismus, mit dem negative Gefühle wie Schuld oder Scham überdeckt werden sollen. Der Betreffende geht auf Distanz zu einer als unerträglich empfundenen Realität, ein Zeichen von Berührungsangst. »Durch Generalisieren und Universalisieren sorgt man dafür, dass die Kategorien so weit und abstrakt gefasst sind, dass man den Kontakt zur konkreten, sinnlich erfahrbaren Wirklichkeit verliert«, schreibt der Psychologe John Bradshaw dazu. Es ist also nicht ein Zeichen von »Verkopftheit« oder gesteigerter Intellektualität, falls der Verstand die Oberhand gewinnt, sondern eine subtile Form der Wirklichkeitsflucht. Je mehr wir unter belastenden Umständen leiden, desto heftiger wehren wir die damit verbundenen

Gefühle ab und geben dem Verstand die Priorität – das typische Symptom für einen beginnenden Burn-out.

Mit dem Sieg der Rationalität erscheint der Glaube an jede Form von übergeordnetem Sinn als schwache Option. Selbst die Philosophie hat zuweilen nur noch den Stellenwert unhaltbarer Spekulation. »Wozu plumpe Metaphysik, wenn die Physik von morgen jede Fantasie überflügeln wird?«, fragte etwa der Wissenschaftssoziologe Ludwik Fleck. Doch es gab auch Einspruch. So manchem fiel auf, dass die Dominanz von Wissenschaft und Denken ein materialistisches Weltbild nach sich zieht. Die Betonung des Faktischen und Messbaren verdrängt die Frage nach dem Sinn. Wenn nur das Sichtbare Relevanz hat, verarmt der Mensch, weil sich nun sein Streben allein an materialistischen Vorstellungen orientiert: ökonomischer Erfolg und Konsum ersetzen jedes übergeordnete Lebensziel, ganzheitliche Perspektiven treten zurück, Ethik verwandelt sich in Berechnung und Zweckrationalismus.

Diese Problematik formuliert der Philosoph Erich Fromm in seinem berühmt gewordenen Buch *Haben oder Sein*. Er schreibt: »Die große Verheißung unbegrenzten Fortschritts – die Aussicht auf Unterwerfung der Natur und auf materiellen Überfluss, auf das größtmögliche Glück und auf uneingeschränkte persönliche Freiheit – das war es, was die Hoffnung und den Glauben von Generationen seit Beginn des Industriezeitalters aufrechterhielt.« Diese Hoffnungen hätten sich jedoch nicht erfüllt. Ganz im Gegenteil: Fromm betrachtet es als Verhängnis, dass die Menschheit sich von den Versprechungen des Industriezeitalters hat blenden lassen und nun mit Unfreiheit und Unglücklichsein leben müsse. Als einen der Gründe nennt er die falsche Annahme, »dass Egoismus, Selbstsucht und Habgier – Eigenschaften, die das System fördern muss, um existieren zu können – zu Harmonie und Frieden führen«. Denn, so Fromm, in einem ökonomisch begründeten System sei für Liebe und Solidarität kein Platz mehr.

Sogar die moderne Physik liefert mittlerweile immer mehr Modelle aus der Quantenphysik und aus dem Feld der Stringtheorien, mit denen sie das noch vorherrschende materialistische Weltbild in seine Schranken weist. Man hat erkannt, dass es mehr Dimensionen gibt als jene, die wir mit unseren äußeren Sinnen wahrnehmen können oder messtechnisch zugänglich sind. Die Entdeckung und Einführung der Transdimensionen in physikalischen Theorien öffnet erneut einen naturwissenschaftlich fundierten Innenraum für spirituelle, religiöse und mythische Weltanschauungen. So gesehen, entpuppt sich die Materie nun als Trojanisches Pferd, in dessen Bauch der Geist darauf lauerte, das materialistische Zeitalter durch das Bewusstseinszeitalter abzulösen.

Das rationale und damit materialistische Zeitalter ist also nur vermeintlich ein Fortschritt der Menschheitsgeschichte. Auch wenn der Mensch stolz darauf ist, sich seines Verstands und seiner Gedanken bedienen zu können, bleiben die Ergebnisse zwiespältig. Mahner und Warner wie Albert Schweitzer gaben denn auch zu bedenken, dass die Menschen mit ihrem Anspruch, als denkende Wesen unbegrenzte Macht auszuüben, geistig und emotional verkümmerten. Rücksichtslose Ausbeutung und Selbstausbeutung seien daher unausweichlich. Sein Fazit: »Was uns aber eigentlich zu Bewusstsein kommen sollte, ist dies, dass wir als Übermenschen Unmenschen geworden sind.«

Die Macht der Gedanken

Was bedeutet es nun für uns persönlich, wenn wir den Gedanken und der unentwegten Reflexion den Vorzug geben, ohne ein höheres geistiges Bezugssystem? Und auf welche

Weise begünstigt dies eine kollektive geistige Erschöpfung bis hin zum Burn-out? Um diese Frage zu beantworten, müssen wir uns eingehender mit den Auswirkungen der Gedanken beschäftigen. Wie wir sehen werden, sind sie äußerst wirkmächtig. Daher kommt es darauf an, wie sie eingesetzt und ob sie auf einer Metaebene beobachtet werden können. Wenn wir sie lediglich in den Dienst materialistischer Ziele nehmen oder sogar ziellos dahindümpeln lassen, können sie mehr Unheil anrichten, als wir annehmen. Dann lenken sie uns ab von unseren ureigensten Bedürfnissen, und wir werden manipulierbar für fremdbestimmte Ziele.

Gedanken erzeugen Wirklichkeit. Alle Dinge, die wir Menschen erschaffen, ob Kunstwerke, Werkzeuge oder technische Maschinen, sind als Materie manifestierte Produkte unserer Gedanken. Das klingt geradezu fantastisch, sind wir es doch gewohnt, unsere Gedanken als eine Privatsache zu betrachten. In der Tat begründen und ergründen wir gedanklich zunächst einmal ganz individuell unsere eigene Welt. Wir sammeln und ordnen Erfahrungen, überdenken und analysieren das Erlebte. Gleichzeitig steuert jedoch der Gedanke die Realität. Man spricht auch von der Selffulfilling Prophecy: Sobald man etwas für möglich hält, kann es prinzipiell geschehen.

Selbst Gedanken, die wir uns über andere Menschen machen, können deren Verhalten beeinflussen, im Guten wie im Schlechten. Unterstelle ich jemandem, er sei unaufrichtig, so gebe ich der Verwirklichung dieses Gedankens einen Freiraum. Betrachte ich dagegen mein Gegenüber mit Liebe und Zuversicht, wird er die Energie dieses Gedankens aufnehmen und uns liebevoll behandeln. Dies kann geschehen, weil Gedanken keine isolierten Einheiten sind, die allein in unserem Kopf existieren. Gedanken gehören zum Energiesystem des Körpers, so wie die Gefühle, und sie haben eine steuernde Kraft, die auch das Außen erreicht.

Möglich wird dies durch das Phänomen der Resonanz. Durch die quantenphysikalischen Gegebenheiten sind wir systemisch in unser Umfeld integriert, ja, sogar in das gesamte Universum. Denkprozesse, die in unserem Gehirn stattfinden und als Elektronenaktivitäten präsent sind, korrespondieren mit der uns umgebenden Wirklichkeit. Spirituell hoch entwickelte Menschen können mit der Kraft ihrer Gedanken beispielsweise ihren Herzschlag verlangsamen oder ganz anhalten. So wird es von indischen Gurus berichtet, die ihr Leben der Meditation widmen.

»Alles, was wir sind, ist das Ergebnis dessen, was wir gedacht haben. Die Gedanken sind alles. Was wir denken, werden wir bekommen«; dieser Satz ist von Gautama Siddharta überliefert, den wir besser unter dem Namen Buddha kennen. Jesus Christus drückte dies so aus: »Euch geschieht nach eurem Glauben.« Doch wem ist dieser Mechanismus schon bewusst? Unbekümmert von den Auswirkungen, hegen wir Gedanken des Egoismus, der Selbstsucht und Habgier, wie Erich Fromm resümiert. Betrachtet man dies ganzheitlich, so dürfte auf der Hand liegen, dass sich solche Gedanken nicht nur auf das Außen richten, sondern auf uns selbst zurückwirken, mit den entsprechenden Folgen. Diese sehen wir, wenn wir die Gedanken in Bezug zum menschlichen Energiesystem betrachten.

Alle mentalen Vorgänge und Denkprozesse in unserem Gehirn lassen sich als Photonenfelder beschreiben, die von Elektronen in den Atomen unseres Gehirns ausgetauscht werden. Überspitzt formuliert, denken wir mit unseren Elektronen. Da dabei hochfrequente Schwingungen mittels Photonenfeldern erreicht werden, besteht die Gefahr, dass unsere Gedanken Herrschaft über uns beanspruchen. Sie verhindern dann eine authentische Selbstwahrnehmung und setzen zugleich den Bewusstseinsgrad herab. Richtig ist zwar, dass uns Gedanken vor allzu heftigen emotionalen Schwankungen bewahren, erkauft ist dies allerdings um den Preis, dass unsere Empfindungsfähigkeit herabgesetzt wird.

Sind wir beispielsweise verliebt, so können wir in Hingabe versinken. Wir setzen die rosarote Brille auf, was nichts anderes bedeutet, als dass wir nicht über die Liebe nachdenken – ihre Intensität, ihre Glaubwürdigkeit, ihre Zukunft –, sondern uns allein dem Gefühl überlassen. Sobald sich der Verstand einschaltet, wirkt er relativierend. Ist der geliebte Mensch überhaupt so liebenswert, wie angenommen? Gibt es nicht zu viele unterschiedliche Vorstellungen und Vorlieben? Wer sich länger mit solchen Gedanken auseinandersetzt, wird die Liebe bald entzaubert haben. Mit dem Verstand überprüft und mit den Gedanken bewertet, verliert der geliebte Mensch viel von seiner vormaligen Anziehungskraft.

Kinder sind noch äußerst gefühlsbetont, was erklärt, warum sie ihre Eltern rückhaltlos lieben können, trotz deren Fehlern und Unzulänglichkeiten. Werden die Kinder älter, erfolgt unweigerlich ein Ablösungsprozess, weil sie nun eine kritische Distanz zu ihnen einnehmen können. Es kommt zu Auseinandersetzungen, da die reine Liebe vom Verstand konterkariert wird. Als Erwachsene leben wir im Zustand permanenter Kontrolle durch den Verstand. Er baut auf Wissen und Erfahrung, grenzt aber mit fortschreitendem Alter auch neue Erfahrungen und die Erlebnisfähigkeit aus. Die Gedanken verfestigen sich zu Haltungen, Weltanschauungen und Dogmen.

Gedanken haben also eine nicht zu unterschätzende Kraft. Sie formen unsere Wirklichkeitserfahrung und greifen interpretierend ein. So nützlich sie auch sein mögen, um uns und die Welt zu verstehen, so heikel können sie werden, wenn sie nicht vom Bewusstsein gelenkt werden. Gehen wir unbewusst mit unseren mentalen Kräften um, so sind wir leichter beeinflussbar. Dann bemerken wir nicht, dass sozusagen andere für uns denken und wir in das System bereits gedachter Ideen und Meinungen gezwungen werden. Was uns dann fehlt, ist ein geistiges Bezugssystem, aus dem wir ein höheres Bewusstsein ableiten, das auch unsere Urteilsfähigkeit prägt. Übernommene Maßstäbe dagegen, wie sie das materialistische Denken vorgibt, verzerren das Selbstbild. Die Individualität ist bedroht, und damit die Selbstwahrnehmung als etwas Einzigartiges.

Dies ist eine der elementaren Ursachen des Burn-outs. Es entsteht eine Asymmetrie zwischen dem Selbst und der Bewertung von außen. Da wir zunehmend mit perfektionistischen Idealen konfrontiert sind, halten wir diese auf Dauer für richtig und erreichbar. Permanent wird uns gezeigt, wie wir sein sollten: stets hoch motiviert, niemals schwach, immer bereit zur Weiterqualifikation. Was auch immer wir tun, es scheint nie zu reichen. Deshalb können wir uns nicht mehr wertschätzen. Man erfährt sich als ungeeignet für das, was verlangt wird. Da das Bewusstsein nicht steuernd eingreift, ist man fremdbestimmten Gedanken ausgeliefert. Wir hören daher nicht mehr auf unsere Intuition, die unser Selbstbewusstsein stärken könnte, sondern empfinden uns als Mangelwesen. Da wir den Sinn unserer Existenz und damit unseren Wert auch nicht mehr aus einem übergeordneten geistigen Rahmen herleiten können, breiten sich Unwertgefühle aus. Wir werden unfrei, den Maximen eines ökonomischen Systems unterworfen, das nicht unser Lebensglück fördern möchte, sondern allein unsere Produktivkräfte im Blick hat.

Der Einfluss der Medien

Die Fixierung auf den Verstand, das konnten wir feststellen, ist eine kulturelle Prägung, die die Vorherrschaft der Gedanken begünstigt. In der falschen Annahme, dass der Verstand problemlösend wirke, verstricken wir uns daher immer weiter in unsere Gedankenwelt und brechen den Kontakt zu Gefühl und Intuition ab. Das Bewusstsein könnte regulierend wirken, ist jedoch meist zu wenig entwickelt, um übernommene Gedanken als solche zu entlarven. Dafür fehlt uns der Bezug zu einer höheren Form der Erkenntnis, in der wir uns ganzheitlich betrachten könnten. Unbewusst suchen wir daher nach einem Ersatz für die fehlende geistige Orientierung, wie sie uns etwa Religion oder Spiritualität geben könnten. Diese Funktion übernehmen immer mehr die Massenmedien.

Seit 50 Jahren ist das Fernsehen unser täglicher Begleiter. Wenn man die statistischen Erhebungen anschaut, wie viel Zeit die Menschen heute vor dem Fernseher verbringen, erhält man eine Ahnung, wie stark das Denken von diesem Medium geprägt ist. Immer mehr Menschen geben sich mit standardisierten Wirklichkeitsausschnitten zufrieden und werden zu Konsumenten, visuell, akustisch und geistig. Sie leben in einer Ablenkungsgesellschaft. Es wird nur noch konsumiert, nicht mehr wirklich gelebt. Mit starrem Blick auf den Monitor des Fernsehers schauen sie sich an, wie andere Menschen leben. Dabei bemerken sie nicht, dass sie in eine künstliche Welt der Soaps und Shows eintauchen und dass die sogenannten Reality-Formate auf Inszenierung beruhen. Dennoch meinen sie, sie selbst seien ein Teil dieser artifiziellen Welt, und erleben das Fernsehen als sinnstiftendes geistiges Bezugssystem.

Was richtig und falsch ist, wer ein Gewinner und wer ein Verlierer in unserer Gesellschaft ist, das lernt heute jedes Kind aus Castingshows. Diese wirken wie Lehrstücke, durch die man erfährt, wie der bestens angepasste Mensch aussieht und wie er sich verhalten sollte, ja, wie er seine Daseinsberechtigung erhält. Dadurch wird ein Menschenbild vermittelt, in dem die Leistungsethik der Industriegesellschaft vorherrscht. Wer im Kosmos der Medienwelt Erfolg hat, so die unbewusste Schlussfolgerung, ist ein liebenswertes, wertvolles und zu respektierendes Mitglied der Gemeinschaft. Eine höher angesiedelte Ethik ist angesichts solcher Maßstäbe nicht mehr vorstellbar und wird auch scheinbar gar nicht mehr benötigt. Insofern kann man sagen, dass das Fernsehen als Spiegel der materialistischen Welt die gesamte Deutungshoheit übernommen hat, die man einstmals den Religionen zugestand.

Ein Bewusstsein, ein höheres Bewusstsein gar, hat keinen Platz und auch keine Funktion in dieser Welt. Stattdessen haben wir es heute mit einer Bewusstseinsindustrie zu tun, die das Bewusstsein der Menschen ersatzlos löscht: mit den modellartigen Paradigmen ihrer Formate, aber auch mit der Art ihrer Informationen. Im Grunde ist es eine unglaubliche Perversion, dass Millionen von Menschen täglich mit negativen Nachrichten und Kommentaren überflutet werden. Der mediale Mainstream gibt sich kritisch, verhält sich aber größtenteils destruktiv. Jeder Skandal ist ihm recht, jede Herabwürdigung einzelner Personen. Dahinter verbirgt sich eine zynische Haltung, die nicht auf Menschenliebe beruht, sondern auf Verachtung. Alles, was positiv wirken könnte, aufbauend oder ermutigend, passt nicht ins Bild und wird, wenn überhaupt thematisiert, lächerlich gemacht.

Die Zeichen stehen auf Zerstörung und Hoffnungslosigkeit. Wie einst die hellenistischen Götter, die nach Belieben Menschen in das Dunkel eines schrecklichen Schicksals stürzten, suggeriert uns das Fernsehen, dass unser Leben nicht veränderbar sei. Hoffnung sei nicht in Sicht, und die Handlungsspielräume des Einzelnen seien auf ein Minimum geschrumpft. Letztlich entsteht damit der Eindruck, negative Entwicklungen wie Umweltzerstörung, instabile Gesellschaften und auch Probleme wie Erschöpfung oder Burn-out seien ein mythisches Verhängnis, undurchschaubar und unwandelbar. So nimmt man den Zuschauern die Kraft zur Veränderung, die sie in einem eigenen Bewusstsein finden könnten.

Erlösung wird nicht geboten, nur falscher Trost durch Ablenkung.

Dass eine Transformation möglich sein könnte, sei es beim Einzelnen oder gesamtgesellschaftlich, schließen die Medien kategorisch aus. Dies ist schon in ihrer Struktur begründet, die den Zuschauer zum passiven Konsumenten degenerieren lässt. Daher werden auch Themen wie Bewusstseinstransformation oder Spiritualität in den Mainstream-Medien überwiegend verachtungsvoll dargestellt. Vielleicht spüren die Mächtigen in den Führungsetagen der Medien, dass solche Themen eine Bedrohung des Systems aus Konsum und Passivität darstellen. Ein bewusster, erwachter Geist nimmt die Zumutungen der Medien nicht mehr hin. Er wird den negativen Welten den Rücken kehren und sich mit seiner eigenen Wirklichkeit auseinandersetzen. Und er wird nicht mehr konsumieren, was die Profiteure des Systems am meisten fürchten. Schließlich stehen sie im Dienst von Unternehmen, die uns ihre Produkte verkaufen wollen. Das Programm ist letztlich nichts weiter als ein Transmissionsriemen für Werbespots, an denen Milliarden verdient werden. Wer diesen Mechanismus infrage stellt, muss mit erbittertem Widerstand rechnen.

Glücklicherweise entstehen zurzeit neue Informationskanäle, die spirituelle Themen ernst nehmen. Wir erleben gerade eine starke Erweckung der Spiritualität, auch wenn es immer noch wenige Menschen sind, gemessen an der Gesamtzahl der Bevölkerung. Jene aber, die die Spiritualität und auch die gelebte Religiosität wiederentdeckt haben, schöpfen daraus die Kraft, die sie brauchen, um in der Leistungsgesellschaft geistig überleben zu können. Diese Erfahrung strahlt aus. Was wirklich Früchte trägt, kann man nicht auf lange Sicht unter den Teppich kehren. Es sind schon sehr viele Menschen darüber aufgeklärt, dass es eine Alternative zum gleichgeschalteten Bewusstsein gibt. Sie praktizieren Spiritualität und wissen um den Wert, den diese für ihre Lebensqualität hat. Dadurch werden sie befähigt, auch in einer von Hektik und Stress geprägten Umgebung ein erfülltes und glückliches Leben zu führen.

Das Leben kann uns niemand abnehmen. Nur wenn wir in unserer eigenen, authentischen Welt sind, bekommen wir einen Bezug zu den eigenen Gefühlen und Gedanken, können sie beobachten und transformieren. Doch die Entwicklung vollzieht sich immer mehr hin zu einer virtuellen Welt. Mit dem Aufkommen von Computern und Internet hat sich die Situation weiter verschärft. Die jüngere Generation kann kaum noch unterscheiden zwischen Realität und künstlichen Welten. Elektronische Spiele und Social Media empfinden sie als ihre Wirklichkeit. Die sogenannten Nerds, die fast ihr ganzes Leben vor dem Bildschirm verbringen, haben keinen realen Bezug mehr zum Außen, sondern leben in einem Subuniversum.

Trotzdem bleibt der Mensch ein Mensch, hat Gefühle und Gedanken. Sein Geist leidet, ist überreizt und erschöpft, weil er unfrei ist. Wer den Kontakt zu sich selbst und seinen geistigen Potenzialen verliert, der verliert auch den Bezug zu dem, was er selbst ist und was ihn als lebendes Wesen ausmacht. Er ist im wahrsten Sinne des Wortes bewusst-los.

Reines Bewusstsein

Bereits im vorhergehenden Kapitel klang an, dass es reines Bewusstsein gibt, einen Zustand, in dem weder Gedanken noch Gefühle präsent sind. Wenn wir es schaffen, beides für eine Weile ruhen zu lassen, tauchen wir ein in reines Bewusstsein. In diesem Zustand sind wir glücklich, denn wir schalten alle fremden Einflüsse aus und befinden uns im Jetzt. Es ist die höchste Form von Gewahrsein, ohne Interpretation und ohne Bewertung, bei der wir ganz in uns ruhen. In der Mystik und in der meditativen Praxis spricht man von Erleuchtung. Sie ist auch ein Lernprozess. Wir lernen uns neu kennen, durch Aufmerksamkeit, durch genaue Beobachtung unserer Schmerzen, Gefühle und Gedanken.

Dies alles geschieht im Jetzt, in der Gegenwart. Und genau hier und jetzt werden wir alles finden, was uns glücklich macht – nicht im Gestern, das wir vermissen oder das uns quält, und auch nicht in der Zukunft, auf die wir Hoffnungen und Ängste projizieren. Das Glück wartet nicht auf uns, es ist in uns. Es ist immer da: Wir sind dieses Glück, wenn alle Unruhe und alle Gedanken endlich erloschen sind.

Das Glücksgefühl, das sich in Momenten reinen Bewusstseins einstellt, ist kaum in Worte zu fassen. Manche beschreiben es als völlige Entspannung, andere als Frieden, Sanftheit oder inneres Licht. Und in der Tat ist es so, als entzündeten wir eine innere Glücksflamme, wenn wir uns dem reinen Bewusstsein zuwenden. Denn wir sind nicht das, was wir denken. Wir sind auch nicht das, was andere über uns denken. Wir besitzen eine individuelle, einzigartige Lebensform, die zugleich mit allem verbunden ist, was existiert. Um das Stadium ausbalancierter Glückseligkeit zu erlangen, sind verschiedene Transformationsschritte erforderlich, die auf der seelischen, geistigen und körperlichen Ebene ansetzen.

Reines Bewusstsein ist ein wesentlicher Aspekt der Quantenheilung, die Transformationsschritte vorbereitet und begleitet. Sie sind die grundlegende Voraussetzung, um das Burn-out-Syndrom zu vermeiden oder in akuten Phasen zu heilen. Physikalisch ist reines Bewusstsein hochgebündelte Energie, denn es besteht aus Photonen höchster Frequenz. Sie durchdringen alles, sie sind überall – und sie sind frei. Nichts kann sie hindern oder aufhalten. Wenn das Photonenfeld unseres Körpers mit den Bewusstseinsphotonen in Resonanz geht, dann empfinden wir ungetrübtes Glück. Ein starker und lebendiger Energiestrom durchfließt uns, und keine äußere Bedingung kann diesen Zustand beeinträchtigen.

Selbst, was wir vorher als problematische Belastung eingestuft haben, verliert seine Macht über uns. Es ist ein Erlösungsvorgang, bei dem die Energie, die in den materiellen Elektronen gebunden war, freigesetzt wird und an den Ort zurückkehren kann, wo sie hergekommen ist. Zwischen den Elektronen, die im Scheitelzentrum den höchsten Bündelungszustand erreicht haben, und den übrigen Elektronen, deren innere Photonenergie noch nicht so stark gebündelt ist, kommt es dabei zu einer intensiven Wechselwirkung. Es werden energiereiche Photonen zwischen den Elektronen ausgetauscht, und dadurch entsteht das, was als Glücksstrom bezeichnet wird.

Wem es einmal gelungen ist, in einer Meditation die Glücksflamme wahrzunehmen und weiter anzufachen, der wird es immer wieder schaffen, diesen Zustand in der Meditation zu erreichen. Die Glücksflamme wird weiter wachsen können, und unsere innere Wahrnehmungsfähigkeit wird mitwachsen. Anfangs braucht man etwas Geduld. Es ist nicht leicht, trotz aller Ablenkungen und trotz der vorherrschenden Fremdbestimmtheit des Geistes in eine Phase der Kontemplation zu gelangen. Man kann diesen Vorgang buchstäblich mit dem Entzünden eines Feuers vergleichen. Und wer von uns könnte heute noch ohne Streichhölzer oder Feuerzeug ein Feuer entzünden, wie es die Urmenschen vermochten? Doch der Funke wird auflodern, wenn man seinem Geist die Ruhe zugesteht, die ihm im Außen verwehrt ist.

Um zum reinen Bewusstsein zu gelangen, stehen uns aus dem Schatz spiritueller Traditionen eine Fülle von Meditationsübungen zur Verfügung. Sie weisen das Denken in seine natürlichen Schranken und lassen uns verstehen, dass es lediglich ein Werkzeug ist, uns aber nicht ausmacht. Für die Organisation des Alltags, für wissenschaftliche Arbeit oder die Lösung eines technischen Problems ist das Denken hervorragend geeignet. Doch sobald das Denken unseren Wesenskern überlagert, verhindert es die Bündelung der Biophotonen, und der ständige Denkvorgang zerstreut das Bioplasma des Gehirns. In Meditationen und Bewusstseinsübungen dagegen haben wir Methoden, die Hypophyse und Epiphyse in den Glückszustand überführen.

In der stillen Meditation beispielsweise lernen wir, anstrengungslos im Jetzt zu verharren. Sind wir geistig erschöpft, fühlen wir uns wie gerädert vom Hin und Her der Gedanken, die sich den immer selben Äußerlichkeiten zuwenden: dem Job, den Kollegen, den Arbeitsbedingungen. Wenden wir aber unsere Aufmerksamkeit nach innen, dann springen wir von diesem Gedankenkarussell ab, das sich immer schneller dreht. Wir steigen im wahrsten Sinne des Wortes aus und tauchen ein in unser inneres Selbst. Dadurch werden wir zum unbeteiligten Beobachter und müssen uns nicht mehr zwanghaft mit unseren Gedanken identifizieren. Wir geben uns der Gegenwart hin, wie der Liebende sich der Liebe hingibt: achtsam, erfüllt, ohne Bewertungen. Die unentwegte Betriebsamkeit verliert ihre Macht über uns, denn wenn wir meditieren, tun wir buchstäblich nichts – wir lassen nur geschehen, was geschieht.

Speziell beim Burn-out ist die stille Meditation ein wirkungsvoller Weg zur Heilung. Nichts könnte einen stärkeren Kontrast zur Rastlosigkeit des Alltagslebens bieten als diese Form achtsamer Versenkung. Ihr Ideal des Nichtstuns wirkt allerdings fast provokativ, denn Ruhe und Nichtstun gelten nicht viel in einer Gesellschaft, in der man sich durch ständige Handlungsfähigkeit beweist. Wenn man zuhört, was manche Menschen von ihrem Wochenende berichten, so hat dessen Gestaltung zuweilen absurde Züge. Jede Minute ist

verplant, mit ehrgeizigen Hobbys, Weiterbildung, Information, Netzwerkaktivitäten. Oft steht die Agenda der Freizeit
der Ereignisdichte des Berufsalltags in nichts nach. Wer dagegen berichten würde, dass er all seine Systeme heruntergefahren hat, nicht ferngesehen, nicht gemailt, nicht gelesen,
sondern stattdessen meditiert hat, muss mit Unverständnis
rechnen. Diese Bewertung sollten wir unbedingt reflektieren
und auflösen.

Im Nichttun der Meditation erkennen wir nach und nach,
dass unser wahres Wesen und Sein nicht darauf angewiesen
ist, ständig etwas zu leisten. Das bedeutet eine ungeheure
Entlastung vom allgegenwärtigen Aktivitätsdruck. Zugleich
verändert sich unser Energiesystem. Unsere Elektronen nehmen einen höheren Ordnungsgrad an, wenn sie nicht durch
ständige äußere Aktion daran gehindert werden. Im Körper
und vor allem im Gehirn baut sich ein immer stärkeres Energiefeld auf, das durch energiereiche Photonen hoher Frequenz
und hoher innerer Ordnung gebildet wird. Auf der Quantenebene bedeutet das, dass wir uns von unseren Gefühlen und
Gedanken innerlich distanzieren. Sie wirken nicht länger als
Störfaktoren, sondern können behutsam neutralisiert werden.

Bedeutung von Glaube und Spiritualität

Wenn wir uns mit reinem Bewusstsein beschäftigen, um unsere geistige Erschöpfung zu heilen, kommen wir unweigerlich
zu der Frage, in welchem geistigen Bezugssystem wir eigentlich leben. Wie wir gesehen haben, machten frühere Kulturen
solche Bezugssysteme zum Ausgangspunkt des Überlebens
und schöpften aus ihnen mentale Energie. Höhlenzeichnungen und Überreste von Kultstätten geben uns Hinweise darauf, dass bereits in archaischen Gesellschaftsformen stets von

einer transzendenten Ebene höherer Kräfte ausgegangen wurde. Daher waren kultische Handlungen eine Möglichkeit, mit diesen Kräften in Verbindung zu treten und an ihnen teilzuhaben.

Von jeher gehören Energierituale zum spirituellen Erbe. Ihre Vielfalt ist beeindruckend – von Meditation, Gebet und der Feier heiliger Sakramente wie dem Abendmahl über Fasten und Tanz bis hin zu Massagen und Chakrenaktivierung. Man war sicher, dass höhere Wesen ein Energiefeld zur Verfügung stellten, in das man durch Bewusstseinserweiterung eintauchen konnte. Oft wurden deshalb auch bewusstseinserweiternde Drogen genommen, die man in Pflanzen und Pilzen fand. Es ging darum, die Ebene des Alltags und der sichtbaren Welt zu verlassen und sich dem Unsichtbaren zuzuwenden, das gleichwohl greifbar war.

Im Vertrauen auf diese höhere Ebene erfuhren unsere Vorfahren Schutz und Stärke, mit übermenschlichen Kräften im Bunde, die beschworen werden konnten. Besondere Bedeutung hatten diese Rituale bei allen Ereignissen, die überlebenswichtig waren, wie Jagd und Ernte. Letztlich wollte man damit auch destruktiven Energien entgegenwirken, etwa Krankheiten oder Naturkatastrophen. Der spirituell verankerte Mensch besänftigte zugleich seine Ängste, denn er konnte von Sinn und Bedeutung hinter der Vielfalt der Erscheinungen ausgehen. Das erlaubte eine ungeheure mentale und emotionale Entlastung. Furcht und Schrecken einer feindlich wahrgenommenen Natur traten zurück. Sich selbst nahm der Mensch dementsprechend als ein Wesen göttlichen Ursprungs wahr, was nahelegte, seiner Existenz ein immanentes göttliches Sein zuzusprechen. Er spürte seine Verbundenheit mit dem Göttlichen und daher auch mit anderen Menschen sowie mit der Natur.

Heute leben wir in einer säkularen Epoche. Es gibt kaum eine spirituelle Kultur, denn nicht Glauben, sondern Wissen steht im Vordergrund, und die Beantwortung von Sinnfragen scheinen Massenmedien und Internet hinreichend zu leisten. Ganz im Sinne der Intellektualisierung unserer Gesellschaft erscheint der Glaube daher vielen als rückständig, wenn nicht sogar kindisch. »Wofür haben wir denn unseren Verstand?«, argumentieren sie. »Ich akzeptiere nur das, was empirisch beweisbar ist.« Die Kirchenaustritte mehren sich, Spiritualität wird vielfach als sektiererisch abgetan. Orientierung sucht man jetzt an der Oberfläche – Produktivität und Konsum sind die neuen Götter. Sie versprechen viel: Erfüllung, Sinn, sogar Glück. Doch inzwischen wird immer mehr Menschen klar, dass es falsche Versprechungen sind. Daher suchen sie zu Recht nach einer geistigen Matrix, die ihnen Halt und Energie gibt.

Der Mensch ist ein spirituelles Wesen. Die Religionen sind nicht einfach erfunden worden, sondern gründeten sich auf Ereignisse von gewaltigem Ausmaß. Ganze Völker wurden Zeuge von Geschehnissen, die sie als Wunder einstuften, und immer wieder wurde offenbar, dass es Führung und Fügung gibt in den Unwägbarkeiten des Lebens. Charismatische Persönlichkeiten betraten die Bühne der Weltgeschichte, Christus, Mohammed, Buddha, und sie alle hatten eine große Anziehungskraft, weil sie das spirituelle Bedürfnis ansprachen, das im Menschen verankert ist. Die Fähigkeit, an etwas zu glauben und damit ungeheure geistige Energien freizusetzen, ist unwandelbar im Menschen angelegt. Fehlt ihm der Glaube und damit ein ethisches Orientierungssystem, so besteht die Gefahr, dass er geistig ausbrennt und sich unheilvollen Kräften ausliefert.

Die religiösen Inhalte, die heute noch in unserem Kulturkreis vermittelt werden, stammen im Wesentlichen aus dem Bereich des Christentums. Es ist eine sehr wertvolle Tradition, auf die auch ich mich beziehe. Darüber hinaus haben wir die Chance, weitere Erkenntnisse in unser Bewusstsein und unser Leben zu integrieren, die uns früher nicht zugänglich waren oder aufgrund dogmatischer Hemmnisse nicht gelebt werden durften. Dazu gehört jenes Wissen, das lange als Aberglaube denunziert und vor allem im Mittelalter erbittert verfolgt wurde. Ich denke hierbei an die Inquisition und an die Hexenverbrennungen, mit denen die römisch-katholische Kirche das außerkirchliche Erfahrungswissen verbannte. Sobald jemand geistig über die Allgemeinheit hinausragte, empfand man ihn als Bedrohung der »allein selig machenden Kirche«.

Lassen Sie mich im Folgenden sehr persönlich sprechen und Ihnen darlegen, in welchem Bezugssystem ich lebe. Als Christ habe ich eine gewisse Einstellung zur Welt und nehme sie anders wahr als Menschen, die allein die materiellen Dinge im Blick haben und dem analytischen Verstand vertrauen. Mir ist bewusst, dass es auf diesem Planeten geistige Kräfte gibt, die zum Wohle des Menschen wirken, und Kräfte, die auf Destruktivität aus sind. Wenn man die spirituelle Geschichte dieses Planeten kennt, dann weiß man, dass in jedem Zeitalter der Kampf zwischen gottliebenden und gottfeindlichen Kräften das Feld beherrschte. Letztendlich steht immer dieser Kampf im Hintergrund. Irgendwann wird er zu einem Höhepunkt gelangen und zu einem endgültigen Sieg des Lichts führen, davon bin ich überzeugt. Darauf weisen die gegenwärtigen Krisen hin, in denen sich meiner Einschätzung nach eine beginnende allgemeine Transformation abzeichnet.

Bevor es so weit kommt, müssen wir ein tiefes Tal durchwandern. Unsere Kultur nähert sich einem Stadium, in dem wir unsere Lebensgrundlage zerstören, was nicht zuletzt an der alarmierenden Zunahme von Burn-outs und am drohenden Kollaps unserer Wirtschafts-, Finanz- und Sozialsysteme abzulesen ist. Verantwortlich dafür sind der destruktive Mainstream der Gedanken und Meinungen, die überhandnehmenden medialen Informationsflüsse, die geistig zersetzenden Arbeitsbedingungen. Diejenigen, die diese Strukturen schaffen und aufrechterhalten, sägen jedoch gleichsam den Ast ab, auf dem sie sitzen. Sie schwächen das Leben all jener, die sie zu ihren Anhängern gemacht haben, und führen sie in Isolierung und Desintegration. Doch sie werden nicht obsiegen, sondern untergehen, weil sie gegen elementare Gesetze verstoßen und der Sinnhaftigkeit des Lebens zuwiderarbeiten.

Das Dunkle, Böse ist nur so lange mächtig, wie es parasitär die Organismen aussaugt, schwächt und krank macht. Es kann nicht jeden beherrschen, weil es inzwischen genügend Menschen gibt, die ausgebrochen sind und versuchen, sich durch innere Transformation zu befreien. Das Gegenkonzept zur Destruktivität heißt Liebe. Wenn man aus sich selbst heraus den Bezug zu Gott und zur allumfassenden Liebe gefunden und entfaltet hat, dann verliert das Dunkle seine Macht.

Befreiender Glaube

Liebe ist die stärkste Kraft im Universum. Dennoch wird sie heute nicht besonders hoch geschätzt. Sie erscheint wie ein Relikt aus früheren Zeiten, so wie der Glaube. Für den einen ist sie lediglich ein romantischer Luxus, für den anderen pure Selbsttäuschung. Manche halten sie sogar für Schwäche und fürchten, dass Liebe verwundbar macht, weil sie den allseits propagierten Egoismus konterkariert. Ohne Frage fehlt es deshalb an Liebe in unserer Gesellschaft, an Liebesenergie. Das beginnt bereits bei der mangelnden Eigenliebe, die ein wesentlicher Faktor ist, wenn jemand am Erschöpfungssyndrom erkrankt. Wenn allein Leistung und maschinenhafte Einsetzbarkeit zu Kriterien der Daseinsberechtigung werden, vertrauen wir nicht darauf, liebenswert zu sein, und verlieren jede Hoffnung, geliebt zu werden. Deshalb suchen wir verzweifelt nach Ersatzliebe in der beruflichen Anerkennung. Ein gravierendes Missverständnis, dass alle beschriebenen Defizite nach sich zieht: emotionale Abhängigkeit, gedankliche Fixierung auf den Erfolg der Arbeit, übersteigerte Angst vor Misserfolg – Voraussetzungen des Burn-outs.

Den Grund dafür finden wir nicht allein darin, dass uns ein Glaube fehlt, der die Liebe in den Mittelpunkt stellt. Immerhin sichert uns das Christentum zu, von Gott geliebt zu werden, ganz egal, wie wir sind und was wir tun. Doch das Dunkle hat auch in die Religion Eingang gefunden. Wenn man sich die klerikalen Strukturen anschaut, sieht man kaum Liebesenergie. Allein die Tatsache, dass Priester schwarze Kleidung tragen, ist ein Symbol dafür. Die Männer und Frauen Gottes müssten gleißend weiße Gewänder tragen, um sich als Träger des Lichts zu kennzeichnen. Demgegenüber jedoch verrät die schwarze Farbe, worum es geht: um Macht, die mit Begriffen wie Sünde und Schuld untermauert wird.

Gott weiß um unsere Unzulänglichkeit, trotzdem liebt er uns bedingungslos – dies ist die erlösende Botschaft des Neuen Testaments. Doch in bestimmten Ausprägungen des Christentums wird lediglich das Sündhafte im Menschen hervorgehoben. Mit dem Begriff der Erbsünde steht der Mensch vollends unter Generalverdacht und wird auf immer beladen und belastet. Man droht ihm mit Bestrafung, sogar Verdammung. Dieses Bestrafungs- und Unterdrückungssystem wurde über Jahrhunderte implementiert, obwohl es mit der Frohen Botschaft des Neuen Testament nicht im geringsten vereinbar ist.

Christus hatte seine Jünger dazu aufgefordert, das Evangelium zu verbreiten. Doch die Kirchenvertreter haben aus der Frohbotschaft eine Drohbotschaft gemacht – ein Signal des Machtmissbrauchs in kirchlichen Strukturen. Diese arbeiten mit Angst, eine probate Strategie. Denn wenn man Menschen Angst machen kann, dann kann man sie beherrschen und kontrollieren. Er wird gar nicht erst versuchen, auszubrechen und seinen eigenen Weg zu finden.

So mancher Irrglaube hat sich über Jahrhunderte in weiten Teilen der von Klerikern beeinflussten Christenheit breitgemacht. So wurde bespielsweise die Lehre, dass der Mensch mehrfach inkarnieren kann, auf dem Konzil von Konstantinopel um 553 n. Chr. abgeschafft, obwohl durch viele Stellen in den Evangelien unmissverständlich belegt werden kann, dass Jesus Christus über die Reinkarnation gesprochen hat. Die Motive der Kleriker sind leicht zu durchschauen – wenn der Mensch angeblich nur einmal lebt, kann man ihn leichter ängstigen und beherrschen. Die fatale Irrlehre jedenfalls, dass der Mensch nur einmal lebe, ist bis heute in vielen christlichen Konfessionen verbreitet.

Wir müssen also sehr genau hinsehen, welchen Glaubensrichtungen wir uns öffnen. Unter diesen Umständen war es für mich als Christ das Beste, eine unmittelbare und persönliche Beziehung zu Christus und zu Gott zu entwickeln und in der Ausübung meiner Religiosität eine größtmögliche Freiheit und Souveränität zu erlangen, auch was die autonome Feier heiliger Handlungen wie der Feier des Abendmahls betrifft, völlig unabhängig von irgendeiner Konfession, die sich ihrer eigenen Betriebsblindheit nicht bewusst ist und auch nicht bewusst sein will.

Wir brauchen ein religiöses oder spirituelles Bezugssystem, das uns erkennen lässt, welchen Gefahren unsere geistige Integrität ausgesetzt ist. Die Welt ist zunehmend bedrohlich, auch in geistiger Hinsicht. Deshalb besteht die Gefahr, dass man seinen Geist in einen Zustand hineinmanövriert, in dem er materiell, also erdgebunden ist und unter maximaler Unfreiheit leidet. Die Aufgabe von gelebter Spiritualität und Religion dagegen ist die Vermittlung göttlicher Gnade. Sie dient dazu, den Menschen zu stärken und aus geistigen Abhängigkeiten herauszuführen. Glaube sollte immer befreien. Er darf nicht dazu missbraucht werden, Menschen kleinzuhalten.

Der wahre Glaube ist das Gegenteil von Angst, ja, sogar ein Bollwerk gegen sie. Dies ist eine wichtige Feststellung, denn die Strukturen, in denen wir uns heute aufhalten, basieren wesentlich auf Furcht. Wenn es Chefs und Abteilungsleitern gelingt, ihre Untergebenen durch taktisch erzeugte Ängste in Schach zu halten, können sie sie kontrollieren und haben Macht über sie. Vielfach wird die Angst ganz bewusst eingesetzt: Mitarbeiter werden unter Druck gesetzt und in Gegenwart anderer so lange gedemütigt, bis sie ihr Gesicht verlieren und sich nur noch willfährig verhalten. Dies ist die dunkle Seite der Macht. Sie dient dazu, den Menschen zu versklaven und zu knechten, oder, wie es in Tolkiens Herr der Ringe beschrieben wird: »ins Dunkel zu treiben und ewig zu binden«.

Natürlich stellen wir uns zu Recht die Frage, wie das Dunkle und Böse in die Welt kommt, wenn diese doch ein Werk Gottes ist. Gott hat allerdings das Böse nicht erschaffen, er hat nur die Möglichkeit des Bösen zugelassen, weil er uns den freien Willen gegeben hat. Das heißt, Gott lässt uns sogar die Freiheit, dass wir uns von ihm abwenden, bis zur letzten Konsequenz. Wenn jemand dies mit äußerster Willenskraft tut und sich zum Ziel setzt, gleichsam Gott ins Handwerk zu pfuschen, verbündet er sich mit Gegenkräften, die in der christlichen Terminologie mit Figuren wie Luzifer, Satan oder anderswo als Sauron benannt werden. Man könnte auch sagen: Das Böse inkarniert. Es ist also kein abstraktes Prinzip, sondern zeigt sich in menschlicher Gestalt. Dies können wir nur erkennen, wenn wir in der Lage sind, solche Protagonisten auf der Folie eines geistigen Bezugssystems zu betrachten. Dann erst können wir bewusst auf Distanz gehen. Sobald wir nämlich gegen das Dunkle ankämpfen, sind wir schon verstrickt in dessen negative Kräfte.

Der Umgang mit Destruktivität erfordert eine starke geistige und ethische Energie, mit der man sich widersetzt, ohne selbst vom Dunklen angesteckt zu werden. Es geht nicht um Vergeltung in der Logik der alttestamentarischen Aufforderung »Auge um Auge, Zahn um Zahn«. Stattdessen kann man versuchen, sich aus Konflikten so weit wie möglich herauszuhalten. Hat man es etwa mit Intrigen zu tun und zahlt dies mit gleicher Münze heim, wird man in die negative Energie des Aggressors hineingezogen. Auf Konflikte in der Arbeitswelt bezogen, bedeutet das, dass wir dann zum Teil eines zerstörerischen Systems werden. Den meisten Menschen sind diese Vorgänge nicht im Mindesten bewusst. Sie sehen die Menschen, die sie belasten, lediglich als Individuen und verkennen, dass sie Vertreter einer übergeordneten negativen Macht sind.

Erst wenn man sich seines eigenen geistigen Systems sicher sein kann, sind Erkenntnisse möglich, die einen veränderten Umgang mit Aggressoren nach sich ziehen. Auch in Momenten größter Wut und Hilflosigkeit kann man dann den ethischen Gesetzen treu bleiben, die man aus einem transzendenten Bewusstsein bezieht. Dieses beruht auf Ganzheitlichkeit. Weil alles mit allem verbunden ist, wäre es daher schädigend für das Ganze, wenn man mit den Mitteln des Angreifers kämpfte. Einem spirituell und ethisch verwurzelten Menschen stehen andere Mittel zur Verfügung, um sich zu wehren.

Die Erfahrung zeigt, dass das Böse im Verborgenen arbeitet, durch Intrigen, Gerüchte und Verleumdungen, die nicht offen geäußert werden. Prinzipiell hat man immer die Möglichkeit, ein bestimmtes Verhalten aufzuzeigen und zu benennen, etwa, wenn Informationen tendenziös weitergegeben werden. Ist man also üblen Diffamierungen ausgesetzt und kann sie nicht emotional transformieren, sollte man gegensteuern, indem man das Dunkle durch das Licht entlarvt.

Man bringt das feindliche Gegenüber beispielsweise dazu, öffentlich Farbe zu bekennen.

Das Licht arbeitet mit der Wahrhaftigkeit. Und die Wahrheit ist ein Mittel des Kampfs, ohne das Schwert in die Hand nehmen zu müssen. Begegnet uns das Böse im Alltag, etwa in Gestalt eines mobbenden Kollegen, helfen allein Klarheit und Wahrhaftigkeit. In diesem Fall könnte man allen Beteiligten, die in die Mobbingstruktur involviert waren, die Hintergründe aufzeigen. Information kann daher eine Waffe sein, ohne dass man selbst aggressiv agiert. Man offenbart die Wahrheit, artikuliert das Fehlverhalten und dient damit dem Ganzen.

Die Energie der Liebe

Ein erschöpfter Geist verliert die elementarsten Fähigkeiten, die ihn vom Tier, aber auch von Maschinen und Computern unterscheiden. Dazu gehört an erster Stelle die Liebesfähigkeit. Sie ist die stärkste Kraft, die wir kennen, und ist bis in die subatomare Ebene hinein wirksam. Man kann so weit gehen, beispielsweise die Teilchengemeinschaften der Essenzelektronen als von gegenseitiger Liebe erfüllt zu definieren. Ihr Ursprung liegt in einem erschaffenden Gott, der gleichermaßen Liebe wie Information in das irdische Leben der Elementarteilchen entsendet. Die schöpferische Kraft und Liebe Gottes kommen durch seine Abstrahlung von reiner Energie zum Vorschein. Da wir im 20. Jahrhundert mit der Quantenphysik entdeckt haben, dass alles, was ist, quantisiert ist, können wir auch davon ausgehen, dass Gott seine Energie in quantisierter Form abstrahlt. Dadurch entsteht ein Raum, angefüllt mit einer äußerst hohen Energiedichte.

Im folgenden Kapitel werde ich ausführlich auf diese Art des Energietransfers eingehen, im Zusammenhang mit der physikalischen Größe des Hyperraums. An dieser Stelle jedoch möchte ich mich zunächst eingehender mit dem Einfluss der Liebe auf unser geistiges Leben beschäftigen. Kurz gefasst, kann man sagen: Wenn ich Werke der Liebe tue, stärkt das den Freiheitsgrad meines Geistes und meiner Seele. Wenn ich aber Werke des Hasses und der Zerstörung tue, dann legt mich dies in Ketten. So wie Gedanken und Gefühle den Geist beeinflussen, sind substanzielle Grundhaltungen wie Liebe und Hass, aber auch Gleichgültigkeit, konstituierend für unsere geistige Verfasstheit. Jeder Burn-out ist ein Zeichen dafür, dass die Liebe abwesend ist. Mangelt es an ihr, so fehlt die integrale Energie, die Körper, Geist und Seele in ihrem Zusammenhalt unterstützt.

Leider ist die Liebe heute ein zerbrechliches Gut, wenn sie denn überhaupt noch in ihrer ganzen Strahlkraft wahrgenommen wird. Die geistige Verarmung, die unser Konsum- und Medienzeitalter sowie die Vorherrschaft des materialistischen Weltbilds hervorgebracht hat, verändert auch unser Verhältnis zur Liebe. Als Liebesuchende verhalten sich viele wie Konsumenten und scheitern an den schier unendlichen Wahlmöglichkeiten. Sie wollen nichts verpassen, den »optimalen« Partner finden und lösen bestehende Verbindungen nahezu bedenkenlos, sobald sich etwas scheinbar Besseres abzeichnet. Die Liebe ist zu einem Markt geworden. Sobald man aber Liebe wie eine Ware betrachtet, hat man ihr Wesen gründlich missverstanden.

Die Psychologin Alison P. Lenton hat experimentell beobachtet, wie sich die konsumistische Haltung zur Liebe auswirkt, wenn Personen an einem sogenannten Speed-Dating teilnehmen. Darunter versteht man organisierte Massenverabredungen, bei denen gleich mehrere mögliche Beziehungskandidaten präsentiert werden. Die Grundregel lautet, dass man jedem dieser Kandidaten nur wenige Minuten widmet, um sich sogleich dem nächsten zuzuwenden.

Eine effizient erscheinende, aber wohl eher absurde Veranstaltung. Da es jedoch vielen berufsbedingt an Zeit und Gelegenheit fehlt, überhaupt jemanden kennenzulernen, greifen sie nach dieser merkwürdigen Taktik. Alison P. Lenton wertete über 80 Speed-Dating-Veranstaltungen aus. Dabei kam sie zu dem Schluss, dass mit der Zahl möglicher Partner die Entscheidungsfreudigkeit sinkt. Je größer also das »Angebot« war, desto weniger konnten sich die Teilnehmer für jemanden entscheiden. Sie waren schlicht überfordert.

So, wie der Geist im Zustand der Überreizung keine Auswahl zwischen wichtigen und unwichtigen Informationen mehr leisten kann, ist auch die Fähigkeit, wahrhaftige Liebe von flüchtigen Emotionen zu unterscheiden, zunehmend bedroht. Viele haben verlernt, zwischen Flirt, erotischer Anziehungskraft und tiefer Liebe eine Grenze zu ziehen. Oft gibt es nur diffuse Vorstellungen davon, was Liebe eigentlich bedeuten kann. So mancher meint, Sexualität, gepaart mit einem gewissen Wohlfühlfaktor, sei schon die Liebe an sich. Was sie dann finden, ist nicht von Dauer. Entsprechend klagen immer mehr Menschen darüber, dass sie einfach nicht die Richtige oder den Richtigen finden. So fristen sie ungewollt ein Single-Dasein und fördern damit ein Verhalten, das sich kompensierend auf den Beruf stürzt: Der Job wird zum Ersatz für fehlende Liebe.

Eine weitere Bedingung, die die Liebe nahezu unerreichbar werden lässt, ist ihre Rationalisierung und Säkularisierung. Wir haben das Verständnis dafür verloren, dass Liebe einem göttlichen Funken entspringt und daher auch eine göttliche Macht ist, der wir mit höchster Achtsamkeit und größtem Respekt begegnen sollten. Stattdessen lassen wir uns von den Wissenschaften darüber belehren, Liebe sei einzig ein Produkt hirnchemischer Vorgänge und damit eine Illusion. In der Tat hat man in den vergangenen Jahrzehnten sehr genau erforschen können, welche chemischen Prozesse im Hirn ablaufen, wenn wir uns verlieben.

Eine entscheidende Rolle spielen dabei die Hormone. Wenn wir jemanden attraktiv finden, werden Testosteron und Östrogen im Hirn ausgeschüttet. Kommt es dann zum sexuellen Kontakt, übernimmt anschließend das Hormon Oxytocin eine bindende Funktion. Es ist dasselbe Hormon, das Mütter produzieren, wenn sie ihr Baby stillen. Leider ist das Ende der intensivsten Hormonausschüttung vorhersehbar. Mehr als wenige Jahre, so die Forscher, könne daher keine liebende Verbindung bestehen.

So interessant diese Forschungsergebnisse sein mögen, so wenig können sie uns über das wahre Wesen der Liebe Aufschluss geben. Dennoch verändern sie unsere Haltung. Die Liebe erscheint lediglich als hirnphysiologischer Spuk, der uns täuscht, einzig dazu beschaffen, das evolutionäre Programm der Reproduktion zu befeuern – als sei Liebe nichts weiter als eine List der Natur, die es auf den Erhalt der menschlichen Spezies abgesehen hat. Solche Aussagen irritieren uns verständlicherweise. Einmal mehr übernimmt der Verstand die Regie, und wir werden misstrauisch: Wozu braucht man die Liebe, wenn sie endlich ist, ein vorübergehendes hormonelles Feuerwerk? Wozu sich binden, wenn die Halbwertszeit von Beziehungen wissenschaftlich vorhersagbar ist?

Wir haben vergessen, dass die Idee der Liebe nicht der geschlechtlichen Anziehung entspringt, sondern dem Ursprung allen Lebens selbst, der göttlichen Liebe. Sie ist es, die die Schöpfung ermöglichte und ihr gewaltiges Werk bis auf den heutigen Tag fortführt. Sie ist es auch, die uns erlöst aus der materiellen Sphäre, die uns an das geheimnislos Sichtbare fesselt. Die Liebe Gottes ist bedingungslos und gnädig. Sie umhüllt uns und gibt uns Urvertrauen – vorausgesetzt, wir können uns ihr hingeben. Das aber erscheint immer schwieriger in einer Zeit, in der die Liebe nach ihrer ökonomischen

Relevanz im Sinne des Aufrechnens bewertet wird, in einer materialistischen Epoche also, die nach rationalen Erklärungen sucht und das Heilige aus ihrem Sprachgebrauch wie aus dem Denken entfernt hat.

Gott ist Liebe, lautet eine Urweisheit. Das Neue Testament wartet mit einer Fülle von Zitaten auf, die uns die grundsätzliche Bedeutung von göttlicher Liebe vermitteln: »Die Liebe selbst ist sanftmütig, barmherzig, versöhnend, geduldig, langmütig. Die Liebe duldet alles, die Liebe trägt alles, die Liebe vergibt alles, darum ist meine Liebe allein beglückend für ein Jedes.« »Haltet euch an die Liebe, und sie wird euch alles geben können.« »Der Glaube vermag vieles, aber die Liebe vermag alles!« »Haltet euch an die Liebe, so habt ihr alles!« »Wachset in der Liebe, so werdet ihr wachsen in allem!«

Am sinnfälligsten für den getriebenen Menschen heute klingt vermutlich folgender Satz, der im biblischen Buch der Korinther steht: »Wenn ich mit Menschen- und mit Engelszungen redete und hätte der Liebe nicht, so wäre ich ein tönend Erz oder eine klingende Schelle.Und wenn ich weissagen könnte und wüsste alle Geheimnisse und alle Erkenntnis und hätte allen Glauben, also dass ich Berge versetzte, und hätte der Liebe nicht, so wäre ich nichts. Und wenn ich alle meine Habe den Armen gäbe und ließe meinen Leib brennen und hätte der Liebe nicht, so wäre mir's nichts nütze.«

Sehr anschaulich wird hier vermittelt, worum es geht: um den tieferen Sinn hinter dem Tun und Treiben der Welt. Alles ist sinnlos, wenn es nicht mit Liebe getan wird, so könnte man die Quintessenz formulieren. Alles bleibt leer, nichts hinterlässt Spuren, wenn es ohne Liebe geschieht. Selbst die Erkenntnisse, auf die wir heute so stolz sind, werden erwähnt und auf die Liebe rückverpflichtet. Man könnte hinzufügen: Alles bleibt banal und an der Oberfläche, wenn es nicht mit Liebesenergie erfüllt ist. Doch die Ideen des Neuen Testaments, was die Liebe betrifft, gehen noch wesentlich weiter.

Sie zeigen, dass der Mensch erst heil und ganz ist, wenn er Liebe in sich trägt. Nur sie vermittelt ihm körperliche, seelische und geistige Gesundheit. Verknüpft mit der Erkenntnis, dass sich die göttliche Liebe quantenphysikalisch beschreiben lässt, könnte man also folgern: Nichts gibt uns Kraft und Energie, wenn es nicht aus dem energetischen Bewusstsein der göttlichen Liebe heraus geschieht.

Das Leben von Jesus Christus, wie es im Neuen Testament von den Evangelisten überliefert ist, gibt uns einige Hinweise darauf. Aus den letzten Jahren von Jesus werden zahlreiche Geschichten erzählt, in denen er ungewöhnliche Heilkräfte entwickelte. Er heilte Lahme und Blinde und ließ sogar Tote auferstehen, ganz dem biblischen Satz gemäß, demzufolge die Liebe stärker ist als der Tod. Aus meiner Sicht als Physiker kann ich einen übergreifenden Zusammenhang herstellen, der ein neues Licht auf die heilenden Fähigkeiten von Jesus wirft. Die Liebe, die Jesus Christus durchströmte, ist ein Zeichen dafür, dass er eine enorm hohe Konzentration von Bioplasma aufwies. Damit verfügte er über einen außergewöhnlichen Energielevel, über reine Liebesenergie. Sie war es, die er auf die Kranken und auf die Gestorbenen übertrug, durch das Gesetz der Resonanz, das alle schwingenden Elementarteilchen miteinander verbindet.

Dies ist das göttliche Prinzip der Liebe: erschaffend und aufbauend, dem Leben zugewandt. Angesichts der destruktiven Kräfte, die uns heute auszehren, ist diese Botschaft erlösend. Ich möchte an dieser Stelle bekennen, dass ich nach langer und ausgedehnter Suche diese göttliche Liebe in meiner persönlichen Beziehung zu Jesus Christus in ihrer vollendeten Form gefunden habe, unabhangig von irgendwelchen konfessionellen Auslegungen. Aber man muss nicht ein gläubiger Christ sein, um sie in ihren Grundformen kennenzulernen, denn die Liebe ist prinzipiell nicht an eine bestimmte Religion gebunden. Es kommt allein darauf an, dass man ihren göttlichen Ursprung anerkennt, der sie heiligt. Dann kann man sie auf allen Ebenen ausleben: als Agape, was liebende Fürsorge bedeutet, als Caritas, worunter man die Nächstenliebe versteht, und auch als Eros, womit man die leidenschaftliche Liebe kennzeichnet, freilich auf einer höheren Ebene ausgelebt. Was diese Liebesformen verbindet, ist die göttliche Liebe, die mehr ist als ein Gefühl.

Vielleicht werden Sie sich jetzt die Augen reiben und fragen: Wie soll ich denn in meinem Alltag zu einem Liebenden werden? Was hat die Liebe im Büro zu suchen, in einer Konferenz, in einem Kundentelefonat? Und warum sollte ausgerechnet die Liebe geistige Erschöpfung und Burn-out verhindern? Das ist leicht zu beantworten. Da die göttliche Liebe zugleich Bewusstsein und Energie vermittelt, nährt sie unseren Geist und unseren Körper. Sie versieht uns gleichsam mit einem Schutzschild großer Kräfte, an dem alles abprallt, was uns ohne diesen Schutzschild verletzt und auslaugt.

Ich kann Sie nur ermutigen, einmal einen Tag lang mit der Haltung durch die Welt zu gehen, dass Sie von Liebe erfüllt sind und alles lieben können, was Ihnen begegnet. Dadurch wird sich der Blick auf Ihr Umfeld von Grund auf ändern. Sie werden den nörgelnden Kollegen mit Sanftmut und Geduld anschauen, statt sich über seine Marotten zu ärgern. Sie werden Ihren despotischen Chef als jemanden betrachten, der sich genauso nach Liebe und Anerkennung sehnt wie jeder andere Mensch auch. Und Sie werden den anspruchsvollen Kunden, der Sie mit immer ausgefalleneren Wünschen bedrängt, als liebesbedürftiges Wesen erkennen, das möglicherweise nur auf ein gutes Wort wartet. Dann werden Sie die Bibelworte verstehen: »Die Liebe duldet alles, die Liebe trägt alles, die Liebe vergibt alles.«

Energetisch gesprochen, vermeiden Sie dadurch Energieverluste, wie sie immer dann entstehen, wenn wir uns mit negativen Gedanken und Gefühlen belasten. Diese gleichen dem weißen Bären in den Experimenten von Roy Baumeister, da sie uns vergleichbar ablenken und uns geistige Energie entziehen. Gleichzeitig erhalten Sie neue geistige Energie, weil Liebe immer aus einem energetischen Austausch besteht – auf der Elektronenebene wie auch im äußeren Leben. Jeder Mensch, mit dem Sie zu tun haben, wird spüren, dass Sie aus der Liebe heraus handeln. Und je mehr Liebe Sie geben, desto mehr werden Sie bekommen.

Betrachten Sie dieses Experiment als eine Vorübung für die nächste Stufe der Liebe, die Selbstliebe. Ich hatte bereits darauf verwiesen, dass sie uns heute dringend fehlt und dieser Mangel zum Burn-out entscheidend beiträgt. Das geistige Selbstbild als liebendes Wesen, das von Gott geliebt wird, ist genau jener Bezugsrahmen, aus dem sich alles andere ergibt. Eine ganzheitliche, holistische Sichtweise weist uns einen unverrückbaren Platz im Universum zu. So legen es die spirituellen und religiösen Lehren fest, und so definiert es auch die moderne Physik, die Gott und seine Liebeskräfte als Wirkgröße betrachtet – spürbar in der unverfälschten göttlichen Matrix energetisierter Elementarteilchen, die uns mit allem verbindet.

Wer sich seines Platzes sicher sein kann und sich der göttlichen Liebesenergie bewusst ist, muss nichts befürchten. Die Frage, woher wir kommen, welche Bestimmung wir haben und wohin wir gehen, beantwortet sich durch unsere Existenz als energetische Wesen, die aus unsterblichen Elementarteilchen bestehen. Gelingendes Leben heißt demzufolge, dass wir den liebenden Austausch der subatomaren Prozesse mit unserem Bewusstsein für die Kräfte der Liebe unterstützen und in Zuständen reinen Bewusstseins weiter befeuern. Dies verleiht uns die Stärke, eine gesunde Distanz zu den Herausforderungen des Alltags einzunehmen und uns immer wieder auf uns selbst zu besinnen. Ein geistiger Burn-out wird damit unmöglich, denn permanenter energetischer Austausch und permanente energetische Wechselwirkungen befreien unseren Geist, lassen ihn wachsen und geben ihm die größtmögliche Unabhängigkeit.

ÜBUNG 2: Stille Meditation

Die folgende Übung ist der stillen Meditation gewidmet. Wie gesagt, beruht sie auf der bewussten Entscheidung, nichts zu tun und damit die geistige Motorik des Arbeitsalltags zu unterbrechen.

Anfangs werden Sie bemerken, dass es recht schwierig ist, Ihre Gedanken und Gefühle auszublenden. Immer wieder werden sie sich gleichsam ins Bewusstsein drängen und sich verselbstständigen. Das zeigt nur, wie sehr wir uns mit ihnen identifizieren. Demgegenüber können Sie zum unbeteiligten Beobachter werden, und zwar so konsequent, bis Sie einen voll bewussten und befreiten Seinszustand erlangen. Bündeln Sie Ihre Lebensenergie durch Nichtstun!

- Ausgangspunkt der stillen Meditation ist eine gerade Haltung der Wirbelsäule. Dies ist wichtig, damit die Energiezentren senkrecht übereinander angeordnet sind. Setzen Sie sich beispielsweise auf einen Stuhl oder nehmen Sie den Fersensitz des Yoga ein. Sie können sich auch an eine gerade Stuhllehne anlehnen, falls das aufrechte Sitzen Ihnen schwerfällt.
- Beginnen Sie nun, bewusst und tief ein- und auszuatmen. Konzentrieren Sie sich darauf, wie Ihr gesamter Körper vom Atem erfüllt wird, und verlagern Sie die Atmung auf die Bauchatmung, wie in der ersten Atemübung beschrieben. Während Sie derart intensiv und achtsam atmen, versuchen Sie, sich zu entspannen.

- Schließen Sie die Augen und ignorieren Sie alle von außen kommenden Geräusche. Richten Sie Ihre gesamte Aufmerksamkeit nach innen. Konzentrieren Sie sich beim Einatmen auf die Bereiche zwischen Ihren Gedanken und lassen Sie beim Ausatmen alles los.
- Achten Sie auf den Punkt zwischen Ihren Augenbrauen. Durch weiteres Loslassen und Ausdehnen der Gedankenlücken entzündet sich dort Ihre Glücksflamme. Spüren Sie in diese Wahrnehmung hinein und freuen Sie sich daran, wie die Glücksflamme immer heller und gleißender lodert. Sie überstrahlt jetzt Ihre Gedanken, Ihr Geist löst sich von allen vorgegebenen Strukturen und wird frei für das Glück des Gewahrseins.
- Verharren Sie in diesem Zustand, solange Sie möchten. Beenden Sie die Übung, indem Sie die Augen öffnen und aufstehen. Lockern Sie Ihre Glieder. Sie werden sich nun erfrischt und lebendig fühlen. Auch lange nach der Meditation werden Sie noch das Licht und die Wärme Ihrer Glücksflamme spüren und sie mitnehmen in Ihren Alltag.

3. ENTSPANNEN –
wie wir zur inneren Ruhe finden

Der tägliche Arbeitskampf

Wir alle sehnen uns nach Ruhe und Gelassenheit, um die Erfordernisse des Alltags bewältigen zu können. Am besten, so meinen wir, finden wir in der Freizeit Gelegenheit dazu, in der Schutzzone unseres privaten Universums. Unbemerkt bauen wir dabei in unserer Vorstellungswelt zwei kontrastierende Bereiche auf: hier der Stress und die Hektik des Berufsalltags, dort die Ruhezone der privaten Sphäre. Diese angenommene Polarität ist jedoch einer der Gründe dafür, warum die meisten Menschen das Ziel der Entspannung verfehlen. Denn sie gehen davon aus, dass unser Arbeitsleben per se von belastenden Umständen geprägt sei und uns keinerlei Durchatmen erlaube. Daher konditionieren sie von vornherein die Arbeitsprozesse in negativer Weise und lavieren sich unbewusst in eine Erwartungshaltung hinein, die dann auch prompt erfüllt wird: Eher lustlos hangeln sie sich durch den Tag, ungeschützt allen Stressfaktoren ausgeliefert.

Die Erkenntnisse der Quantenmedizin dagegen ermöglichen einen anderen Blickwinkel, weil sie ganzheitlich orientiert sind. Die Quantenheilung basiert darauf, dass wir grundsätzlich entspannt und in innerer Ruhe leben können, ganz gleich, ob wir uns in einer wichtigen Konferenz befinden oder mit Kindern auf einem Spielplatz. Dieser Unterschied ist essenziell. Er führt uns zu einer veränderten Lebensweise, in der Entspannung kein Inselphänomen ist, das wir in der Nische des Privaten kultivieren, sondern eine Haltung, die grundsätzlich »entstresst«. Dann ist sie in allen Lebensbereichen wirksam und macht uns widerstandsfähig gegen mögliche Irritationen oder Belastungen.

Und noch einem weiteren Missverständnis erliegen wir häufig: Dass Entspannung gleichbedeutend sei mit dem Herunterfahren aller Systeme, wie bei einem Computer, dessen Ruhephase dann einsetzt, wenn man ihn ausschaltet. Bei der Quantenheilung geht es um weit mehr. Hier steht das energetische Geschehen im Vordergrund, das in Übungen zur Tiefenentspannung auf eine höhere Ebene gebracht wird. Der Entspannungsvorgang wird also nicht als Ruhe im Sinne des Herunterfahrens betrachtet, sondern ganz im Gegenteil als Erreichen eines Bewusstseinsgrads, in dem unser Energiesystem im höchsten Grade aktiviert ist, sei es in der Freizeit oder bei der Arbeit.

Für immer mehr Menschen jedoch stehen im Berufsleben die Zeichen auf Sturm – und auf Kampf. Sie befinden sich mental in dauernder Konkurrenz zu anderen, benutzen ihre Ellenbogen, wenn sie sich angegriffen fühlen, und »fahren schwere Geschütze auf«, um sich auf ihrer Position zu behaupten. Im Bemühen, schneller und effizienter zu sein als andere, bauen viele heute einen inneren Druck auf, der den von außen kommenden Druck verstärkt. Durchsetzungsfähigkeit verwechseln sie mit Aggression und verhalten sich großenteils rücksichtslos anderen und sich selbst gegenüber. Diese kriegerische Haltung kann man nicht nur bei Männern beobachten, sondern zunehmend auch bei Frauen. Sie alle empfinden die beruflichen Schauplätze immer häufiger als feindliches Terrain, auf dem es täglich einen Kampf zu gewinnen gilt.

Die gesellschaftliche Akzeptanz des Egoismus tut ein Übriges, um diese Einstellung zu unterstützen. Der Kampf um

Geld, Macht und Anerkennung dominiert das Handeln. Jeder will ein Gewinner sein, auch in Teams, in denen es auf Kooperation ankäme. Alle Arbeitsabläufe werden strategisch organisiert, und es gibt nur ein Ziel: besser zu sein, schneller, härter. Die Art der Unternehmensführung unterstützt dieses Denken oft, um die Mitarbeiter zu immer größeren Leistungen zu motivieren. Sonst, so die implizite Regel, ist der Arbeitsplatz gefährdet. Im angelsächsischen Sprachraum nennt man dieses Prinzip »grow or go« – aufsteigen oder gehen, oder auch »up or out« – weiter nach oben gelangen oder hinausgeworfen werden. Andere Alternativen scheint es nicht zu geben.

Die Finanzkrise schürt solche Entwicklungen. Viele bangen um ihren Job und meinen, mit immer härteren Bandagen kämpfen zu müssen. Das Magazin *Wirtschaftswoche* präsentierte dazu eine Studie der Online-Stellenbörse Stepstone, für die 3800 deutsche Fach- und Führungskräfte befragt wurden. Mehr als die Hälfte, so das Ergebnis, befürchten, dass sich durch die Wirtschaftskrise der firmeninterne Wettbewerb und die Angst vor dem Jobverlust verschärfen. Jeder Kollege wird damit potenziell als Bedrohung angesehen, weil er den eigenen Status infrage stellen könnte. Entsprechend nehmen viele ihren Arbeitsplatz als Haifischbecken wahr, in dem der Stärkere nur darauf wartet, den Schwächeren zu schlucken. Das erzeugt eine permanente innere Anspannung. Gefühle wie Angst, Misstrauen und Neid überlagern die eigentliche Arbeit. Ein feindliches Klima macht sich breit, dem mit weiterer Selbstausbeutung und Aggression begegnet wird – bis die Kraft nicht mehr reicht und ein Burn-out dem Kampf ein Ende macht.

Konkurrenz belebt das Geschäft, lautet eine alte Regel. Wird aber aus dem gesunden Wettbewerb ein tägliches Schlachtfeld, so lässt das niemanden ohne Verletzungen zurück. Nicht zuletzt die eklatante Zunahme von Burn-outs belegt diese Tatsache. Auch wenn wir belastende Arbeitssituationen meist als »Kleinkrieg« verharmlosen, ist es doch ein zermürbender Kampf, der oft genug schlaflose Nächte bereitet und innerlich aushöhlt. Den Führungsriegen ist diese Problematik oft nicht bewusst. Dabei könnten sie viel tun, um ein vergiftetes Arbeitsklima zu vermeiden. Helmut Schröder vom Wissenschaftlichen Institut der AOK fordert deshalb, dass die Stressprävention eine größere Rolle spielen müsste. »Wenn man die Sensibilität der Führungskräfte steigert, kann man vielen Burn-out-Fällen frühzeitig entgegenwirken«, so seine These.

Man schätzt, dass erst in 15 Prozent der deutschen Unternehmen das Thema Stress überhaupt erkannt wurde. Die Verfassung der Mitarbeiter wird vor allem an Krankheitstagen gemessen, deren Ursache meist körperliche Erkrankungen sind. Wie wir gesehen haben, verbergen sich hinter körperlichen Störungen wie Rückenleiden aber in der Regel massive seelische Beeinträchtigungen. Wegen fehlender ganzheitlicher Betrachtungsweisen werden sie sowohl vom Betroffenen als auch von Führungskräften als rein vegetative Störung bewertet. Ein ergonomischer Stuhl und ein bisschen Gymnastik, so die verbreitete Meinung, reichen aus, um solche Defizite zu beheben.

Körperliche Stressreaktion

Im Grunde ist der Mensch biologisch bestens ausgerüstet, sich in Kämpfen und bei Gefahr zu behaupten. Registriert er eine Bedrohung, so schaltet der gesamte Körper innerhalb von Sekunden in einen hochaktiven Modus. Das Stammhirn gibt unverzüglich das Signal, Stresshormone wie Adrenalin, Noradrenalin und Cortisol auszuschütten. Daraufhin beschleunigt sich der Herzschlag, die Pulsfrequenz steigt, der Betreffende beginnt zu zittern und zu schwitzen. Unwillkürlich atmet er schneller, die Augen weiten sich, seine Fäuste sind geballt. Alle Sinne gehen in einen Zustand äußerster Aufmerksamkeit über, vor allem Sehen, Hören und Tasten, damit kein aufschlussreiches Detail der Gefahrensituation verloren geht. So stellt sich der Körper darauf ein, entweder einen Kampf durchzustehen oder schnell flüchten zu können.

Gleichzeitig werden in diesem Moment alle nicht dringend benötigten Körperfunktionen – wie etwa die Verdauung – auf ein Minimum reduziert, um die insgesamt zur Verfügung stehende Energie ausschließlich auf die Stressreaktion zu konzentrieren. Das Nervensystem des Parasympathicus, das im Ruhezustand alle selbsttätigen Körperabläufe wie die Organfunktionen reguliert, sowie das enterische Nervensystem, das im Besonderen für die Verdauung zuständig ist, geben die Regie an den Sympathicus ab. Dieser ist der Teil unseres vegetativen Nervensystems, der die Handlungsbereitschaft steuert und besonders bei Stress aktiv wird. Man kann also von einem Zustand äußerster Erregung sprechen, in dem der Körper alarmiert ist und sich völlig auf Kampf oder Flucht einstellt. Dadurch wachsen dem Menschen unglaubliche Kräfte zu. Es wird beispielsweise von Müttern berichtet, die mit schier übermenschlicher Körperkraft ihr Kind aus einem brennenden Haus retteten und dabei Energiereserven aktivierten, von denen sie selbst nichts ahnten. Alles konzentriert sich auf den einen Augenblick, alle Energien sind gebündelt.

Die blitzschnell ablaufende Reaktion auf eine Stresssituation hat sich im Laufe der Evolution bewährt, denn sie sicherte das Überleben auch in überraschenden Gefahrensituationen. Noch heute läuft das gleiche Muster ab: Wird man beispielsweise nachts auf der Straße von einem Unbekannten angegriffen, muss man nicht lange nachdenken – man reagiert reflexhaft, weil der Körper instinktiv weiß, was er zu tun hat.

Das Signal dazu kommt aus dem sogenannten Reptilien-gehirn, dem ältesten Hirnareal, auch Stammhirn genannt. Hier kann man den Arterhaltungsinstinkt verorten, der im Augenblick der Gefahr stärker wirkt als die Leistungen etwa des Neocortex, der für Denken, Lernen und Schlussfolgern zuständig ist. Dies folgt der Logik, dass für Nachdenken und Abwägen schlicht keine Zeit ist, denn oft geht es um Sekunden, die über Leben oder Tod entscheiden. Die Angst, die zugleich ausgelöst wird, fokussiert das gesamte Erleben auf die Reaktion.

Schaut man sich nun an, welchen Stresssituationen unsere frühen Vorfahren ausgesetzt waren, so handelte es sich meist um körperliche Bedrohungen: Sie mussten vor einem gefähr-lichen Gewitter Unterschlupf suchen, sich einem Angreifer zum Duell stellen oder vor einem wilden Tier flüchten. Daher folgte auf die vermehrte Produktion von Stresshormonen un-weigerlich intensive körperliche Bewegung, entweder beim Kampf oder bei der Flucht. Während der überdurchschnitt-lich anstrengenden körperlichen Aktivität wurden die Stress-hormone dann recht schnell wieder vom Stoffwechsel abgebaut, sodass sie sich bald auf einen Normalwert einpen-delten. Das hat einen schützenden Sinn: Die physiologischen Reaktionen in Ausnahmesituationen sind derart heftig, dass sie für einen kurzen Moment zwar alle Kräfte mobilisieren, auf Dauer aber den Organismus schädigen würden.

Da sich unser Gehirn im Laufe der Evolution in seiner Struktur und Funktionsweise nicht maßgeblich verändert hat, werden unter Stresseinwirkung immer noch vermehrt Adrenalin, Noradrelanin und Cortisol produziert. Der Ab-bauvorgang jedoch geht wesentlich langsamer vor sich, da die anschließende körperliche Aktivität ausbleibt. Wer würde schon nach jedem Ärger aus dem Büro stürmen und einen Hundertmeterlauf absolvieren? Solche Auszeiten sind im Ar-beitsrhythmus nicht vorgesehen.

Würde man aber tatsächlich loslaufen, so könnte man gleich doppelt belohnt werden: zum einen mit einem sinkenden Stresshormonspiegel, was als wohltuende Entspannung empfunden wird, zum anderen mit einem wahren Schauer von Endorphinen, die der Körper bei intensiver Bewegung freisetzt. Diese Kombination entlastet ungemein. So erleben es zum Beispiel Spitzensportler, die nach ihrer immensen Kraftanstrengung und der Angst vor dem Versagen hohe Glückszustände erreichen. Noch extremer ist der Stimmungswechsel bei gefährlichen Sportarten wie Bungee- oder Fallschirmspringen beobachtbar. Dann schlägt die überwundene Todesangst unmittelbar in Euphorie um.

Da der Kampf bei der Arbeit auf dem Bürostuhl stattfindet, entfällt sowohl der rasche Stresshormonabbau als auch die anschließende Endorphinausschüttung: Der Stresshormonspiegel bleibt länger erhöht, als natürlicherweise vorgesehen. Wenn man sich sogar einem andauernden Kampf ausgesetzt fühlt, ist der Organismus permanent durch ein Zuviel von Adrenalin, Noradrenalin und Cortisol belastet. Der sogenannte Adrenalinstoß, von dem wir auch umgangssprachlich reden, ist ja dazu da, kurzfristig mehr Energie zur Verfügung zu stellen, und die Auswirkungen sind deshalb auch nur für den Moment hilfreich. Bleiben sie bestehen, lösen sie ernsthafte gesundheitliche Probleme aus. Was unser anthropologisches Erbe unterstützend für uns bereithält, ein komplexes Geschehen der Aktivierung bei Gefahr, wirkt nun schädigend. Denn der Körper ist weiterhin auf den Angst- und Angriffsmodus geschaltet, oft noch bis weit nach Feierabend.

Die meisten Menschen sind sich allerdings gar nicht bewusst, wie angespannt sie sind. Erst wenn wir beispielsweise die Nacken- oder Schulterpartie berühren, stellen wir fest, dass wir bereits stark verspannt oder sogar chronisch angespannt sind. Oft genügt dann schon ein kleiner Druck auf den Muskel, um Schmerz auszulösen. Durch die permanente Anspannung wird das Muskelgewebe übersäuert. Der damit einhergehende Elektronenmangel verhindert an diesen Stellen eine erhöhte Bioplasmakonzentration, und das saure chemische Milieu sorgt für zusätzliche Probleme durch Ablagerungen. Das kostet unseren Körper zusätzliche Lebensenergie.

Permanenter Kampfmodus

Da viele Menschen ihre Befindlichkeitsstörungen verdrängen, wissen sie nicht, wie gefährdet sie sind. Der Angstzustand wird zur Normalität und setzt sich in der Freizeit fort. Vergeblich sucht der Betroffene dann nach Ruhe und Entspannung, was ihm einen gewissen Abstand zu den Ereignissen verschaffen könnte. Doch an Erholung ist gar nicht zu denken. Da speziell das Adrenalin Erregung und Handlungsbereitschaft hervorruft, kommt es zu Einschlafschwierigkeiten, das Herz rast, der Betroffene schwitzt und zittert, die Verdauung ist beeinträchtigt. Auch das logische Denken und die Lernfähigkeit sind herabgesetzt, weil der Neocortex unter Adrenalin vermindert leistungsfähig ist.

So kommt es zur Überreizung. Während der Körper bis zur Verkrampfung angespannt ist, ist der Geist hellwach, aber in seiner Funktionsweise wie gelähmt, was sich mit den meisten Symptomen des Burn-outs deckt. Hinzu kommt, dass beim Adrenalinabbau Insulin verbraucht wird, sodass der Betroffene Heißhungerattacken auf Süßes entwickelt und seinen Organismus durch hemmungslosen Zuckerkonsum weiter schwächt.

Auch der dauerhaft erhöhte Cortisolwert führt zu massiven Beschwerden. Man konnte nachweisen, dass er für Gefäßerkrankungen verantwortlich ist, die bis zum Herzinfarkt führen können. Der Grund dafür ist, dass Cortisol für eine Verengung der Gefäße sorgt, um die Durchblutung anzuregen. Das ist situativ durchaus günstig. Für den Moment der Gefahr soll der Körper mit einem Höchstmaß an Sauerstoff versorgt werden, um besonders viel Energie in den Muskeln zu mobilisieren. Der Blutdruck steigt, wir sind zu Höchstleistungen bereit. Danach sollte sich durch Verstoffwechslung des Cortisols alles wieder normalisieren. Im Normalfall setzt der Parasympathicus wieder ein und reguliert den Blutdruck, indem er für eine abwechselnde Verengung und Erweiterung der Gefäße sorgt. Doch dieser selbstregulierende Mechanismus ist unterbrochen, wenn die Cortisolwerte längerfristig oben bleiben. Der Blutdruck ist anhaltend erhöht, und aufgrund der mangelnden Gefäßbeweglichkeit bilden sich Ablagerungen. Letztere gelten als wesentlicher Risikofaktor eines Herzinfarkts.

Dauernder Cortisolüberschuss wird heute für verschiedensten Erkrankungen verantwortlich gemacht. Dazu gehören neben Bluthochdruck vor allem die Herabsetzung der Immunabwehr, Muskel- und Knochenschwund, Diabetes sowie eine abgeschwächte Schilddrüsenfunktion. Neuerdings wird ein erhöhter Cortisolspiegel auch mit der Bildung von Fett im Bauchbereich in Zusammenhang gebracht, das die Gefahr von Herzinfarkten und Schlaganfällen erhöht. Dass Stress krank machen kann, ist mittlerweile eine Binsenweisheit. Wie unmittelbar aber schon allein die chemischen Prozesse im Körper ablaufen, die zu nachhaltigen Störungen führen, ist nahezu erschreckend, zumal deutlich wird, wie unfähig zur Entspannung offenbar viele geworden sind. Angst im Angriffsmodus – wenn dies ein Dauerzustand wird, sind wichtige körperliche Regulationsprozesse außer Kraft gesetzt. So muss man sich fragen, welche Instanz eigentlich versagt, wenn es keine adäquaten Stressbewältigungsmuster mehr gibt.

Wenn die Arbeit als Kampf wahrgenommen wird, spricht die Forschung von psychosozialer Bedrohung. Daraufhin entfallen die Anpassungsmechanismen, über die wir im Idealfall verfügen. Ein negatives Reaktionsmuster bildet sich aus, das täglich neu hervorgerufen wird und sich immer weiter verfestigt. Dann versagt die sogenannte Allostase. Das Lexikon für Psychologie und Pädagogik definiert sie folgendermaßen: »Mit Allostase werden die Anpassungsleistungen eines Organismus bezeichnet, die erforderlich sind, um seine Lebensfunktionen aufrechtzuerhalten, das heißt, je älter etwa ein Mensch wird, je mehr belastende Herausforderungen jemand bereits bestanden hat und je schlechter die Stressregulations- und Regenerationsfähigkeiten sind, desto größer wird die allostatische Last und damit etwa ein Burn-out-Risiko.« Wenn wir nicht lernen, mit Stress umzugehen, summieren sich also die Faktoren, und wir werden chronisch krank an Leib und Seele.

Ein gesunder, ausgeglichener Mensch hat einen gewissen Stressfilter, der sich kompensatorisch den Umweltbedingungen anpasst. Man kann sich prinzipiell durchaus daran gewöhnen, mit hohen Belastungen umzugehen, sie sogar im Laufe der Zeit als Routine zu empfinden. In diesem Falle hätte man erfolgreich eine Stresstoleranz aufgebaut – das innere Milieu normalisiert sich allmählich, auch wenn die belastenden äußeren Bedingungen gleich bleiben. So kann sich etwa ein Fensterputzer daran gewöhnen, in schwindelnden Höhen zu arbeiten, während er anfangs von Höhenangst geplagt wurde. Oder der Mitarbeiter eines Unternehmens, der bei seinen ersten Präsentationen noch schreckliches Lampenfieber hatte – mit Herzrasen, feuchten Händen und Atemlosigkeit – wird durch stetiges Training ein selbstsicherer Vortragender.

Insofern ist die Einschätzung von hohem Arbeitspensum, Mobbing und autoritärem Chef als Stress auf eine seelische Überforderung zurückzuführen, die Anpassungsleistungen unmöglich macht. Im weiteren Verlauf wird die Allostase unterbunden, woraufhin sich Körper, Geist und Seele im permanenten Ausnahmezustand befinden.

Gefährliche Ohnmachtgefühle

Immer im Kampf, immer auf der Flucht, so gestaltet sich das Grundgefühl vieler. Es prägt sich umso tiefer ein, je weniger Kontrolle jemand über seine Arbeitssituation hat. Während der Chef einen 18-Stunden-Arbeitstag möglicherweise mit Bravour meistert, weil er Entscheidungshoheit hat und sich selbstbestimmt fühlt, leiden die hierarchisch unter ihm Stehenden unter unerträglichem Druck. In der Fachterminologie ausgedrückt: Der Chef empfindet Eustress, den er positiv und aktivierend, sogar als erfüllend erlebt, der Untergebene leidet unter Distress, den er destruktiv empfindet. So bewegt er sich unaufhörlich auf einen Burn-out zu. Es finden also Konflikte statt, die unmittelbar mit Hierarchien zu tun haben und dem Gefühl, ihnen im Kampf waffenlos ausgeliefert zu sein.

Subjektiv empfundene Hilflosigkeit macht anfälliger dafür, eine Situation – zunächst meist unbewusst – als Stress zu interpretieren. Wir haben es hier wohlgemerkt mit psychosozialem Stress zu tun, nicht mit Arbeitserfordernissen im engeren Sinne. Doch gerade diese Form von Stress scheint besonders gefährlich zu sein. Tierversuche zeigten, dass sozialer Stress, ausgelöst beispielsweise dadurch, dass zu viele Tiere auf engstem Raum gehalten wurden, besonders bei subdominanten, also in der Rangordnung niedriger stehenden Artgenossen zu Krankheiten und vorzeitigem Tod führen.

Auch Arbeitshierarchien stellen eine Hackordnung her. Vor allem dort, wo offene Kommunikationsstrukturen fehlen, versucht jeder auf seiner Position, die Verantwortung für Fehler oder Misserfolg nach unten abzuwälzen. Der Druck erfolgt von oben nach unten. Ist der Firmenchef unzufrieden, stellt er seine unmittelbaren Untergebenen zur Rede, die wiederum den Vorwurf weiter nach unten durchreichen. Solch eine Hackordnung zu durchbrechen und sich im Team zu solidarisieren, fällt schwer, wenn sich erst einmal eine Kampf- und Konkurrenzhaltung herausgebildet hat.

Die Tendenz zur Angestelltengesellschaft, die sich mit der Bürokratisierung im beginnenden Industriezeitalter abzeichnete, hat aber nicht nur angsterzeugende Hierarchien geschaffen, in dem jeder mit jedem Krieg führt, sie greifen auch den Wert des Einzelnen empfindlich an. Wer sich in einem Beschäftigungsverhältnis befindet, stellt häufig fest, dass seine Möglichkeiten beschränkt sind, weil seine Arbeitskraft im Dienste eines Dritten steht. Und der hat möglicherweise ganz bestimmte, eng eingegrenzte Erwartungen, welche Leistungen erbracht werden sollen, statt darauf zu schauen, welches Potenzial in seinem Mitarbeiter steckt. Meist bemisst man einen Angestellten danach, wie er sich in eine vorgegebene Struktur einfügt oder, besser noch, unterordnet. Das erzeugt Ohnmachtgefühle und Hilflosigkeit. Ich scheue mich nicht, von einer modernen Sklavengesellschaft zu sprechen – nicht nur wegen der ständigen Bedrohung, sondern auch deshalb, weil der unverwechselbare Kern des einzelnen Menschen nicht respektiert wird.

Ein gesunder, ausbalancierter Mensch fühlt sich bei seiner Arbeit wohl, ist stolz auf seine Kompetenz und freut sich an seinem Erfolg. Das setzt allerdings voraus, dass er seine Fähigkeiten überhaupt einbringen kann und dass sie auch anerkannt werden. Wird nur ein kleines Segment seiner Einzigartigkeit zugelassen und hat der Angestellte dann den Eindruck, er sei nur ein Rädchen im Getriebe, wird er früher oder später resignieren. Und selbst wenn jemand unter den erschwerten Bedingungen noch gute Ideen hat, kommen sie oft nicht zum Zuge.

Arbeitspsychologen beobachteten, dass in einem kämpferischen Milieu oft schon die Kollegen verhindern, dass ein innovativer Einfall verwirklicht wird. Sie spielen ihn als irrelevant herunter oder sie geben ihn verzerrt weiter, in einer Weise, die das Sinnvolle der Idee nicht mehr zum Tragen kommen lässt. Dies ist eine Form des Mobbings, die nicht nur seelisch verletzt, sondern darüber hinaus auch den erschaffenden Geist lähmt. Die Ohnmacht wächst. Jeder Antrieb, etwas Besonderes einzubringen, erlischt, und fortan bestimmt nur noch die angstbesetzte, feindselige Routine den Arbeitsalltag.

Jeder Mensch ist einzigartig in seinem Potenzial und seinen Fähigkeiten. Jeder von uns hat seine Schwächen und seine Stärken. Das bedingt, dass man jedem die Möglichkeit geben sollte, seine individuellen Fähigkeiten optimal zu entfalten. Da wir jedoch keine Allrounder sind, bleiben wir angewiesen auf soziale Netzwerke. Schon unsere Vorfahren haben in Sippen gelebt – für das Einsiedlertum sind wir nicht gedacht. Es mag Entwicklungsphasen geben, in denen es sinnvoll ist, sich aus dem Getriebe der Welt zurückzuziehen und alles aus der Distanz und in Ruhe zu betrachten. Was aber unser tägliches Leben betrifft, so sind wir Gemeinschaftswesen, gewissermaßen Herdentiere. Das macht es oft schwierig, die individuellen Kompetenzen jedes Einzelnen zu schätzen.

Kommt es zu anhaltenden Ohnmachtgefühlen, so wirkt das verschlimmernd auf die gesamte Situation des Betroffenen und erhöht sein Burn-out-Risiko. Aus der psychosozialen Forschung wissen wir, dass Resignation und Apathie zu einer umfassenden Entmutigung führen, die bis zu Suizidgedanken reichen kann. Meist mündet dies in eine Depression. Erkennbar ist sie zunächst an einer schwerwiegenden Verhaltensänderung: Der Betroffene weigert sich, in irgendeiner Form die Initiative zu ergreifen. Und das hat einen plausiblen Grund. Normalerweise können wir die Auswirkungen unseres Handelns unmittelbar spüren, als Lob oder Tadel, Anerkennung oder Kritik. Fühlt man sich dagegen ohnmächtig, erscheint alles sinnlos, und jede weitere Anstrengung wird vermieden. Lernprozesse werden als ebenso sinnlos betrachtet, und da die gedanklichen Leistungen ohnehin wegen der Überflutung mit Stresshormonen reduziert sind, kann man regelrecht von einer zunehmenden geistigen Verödung sprechen.

Gelernte Hilflosigkeit

Der Sozialpsychologe Martin Seligmann prägte dafür den Begriff »gelernte Hilflosigkeit«. Er nennt drei Stufen, in denen sie sich vollzieht: Motivationsverlust, Lernbehinderung und Angst, die in Depression übergeht. Erlernt ist diese Hilflosigkeit deshalb, weil ihr Frustrationen vorhergehen. Der Betreffende ist also nicht durch seine charakterlichen Anlagen hilflos oder unselbstständig, er bildet diese Verfassung als Muster aus. Seligmann geht sogar davon aus, dass die Apathie einen durchaus vernünftigen, evolutionär bedingten Grund hat: Wozu Energie vergeuden, wenn das alles zu nichts führt? Warum neue Frustrationen riskieren, die noch niedergeschlagener machen?

Auch dieses Phänomen hat man in Tierversuchen belegt. So lernten Hunde im Rahmen eines Experiments, dass sie regelmäßig verabreichte schwache Stromschläge mit einem bestimmten Mechanismus vermeiden konnten. Als man diesen Mechanismus nicht mehr bereitstellte, reagierten sie gar nicht mehr. Sie blieben einfach apathisch liegen – menschlich interpretiert, könnte man sagen, dass sie resigniert hatten.

Unter gelernter Hilflosigkeit leiden heute immer mehr Menschen, die sich starren hierarchischen Strukturen ausgeliefert fühlen. Auch diese negative Haltung reicht bis in das private Leben hinein. Sie kann sich darin äußern, dass der

Betroffene in der Familie den Tyrannen spielt, um seine Ohnmacht im Job zu kompensieren. Es kommt aber auch vor, dass er das erlernte Muster auf sein privates Umfeld überträgt. Dann versiegt seine Fähigkeit, gerade mit den engsten Mitmenschen vertrauensvoll umzugehen. Er kann keine Liebe mehr geben, da er nicht mehr erwartet, dafür Liebe zurückzuerhalten. Auch Zuwendung und Interesse erlahmen, weil er oft die Zeichen falsch deutet: Hat der Ehepartner gerade keine Zeit, so erscheint ihm das als Beweis, dass er sich vergeblich um die Beziehung bemüht hat. Kann ein Kind mit dem mitgebrachten Spielzeug nichts anfangen, so sieht er darin eine weitere Bestätigung, dass es sinnlos sei, für irgendetwas eine positive Rückmeldung zu erwarten. Also resigniert er, wird passiv und ist für sein nächstes Umfeld nicht mehr erreichbar.

Wie kann man nun der Angst, der Kampfhaltung und den Ohnmachtgefühlen etwas entgegensetzen? Und reicht Entspannung wirklich aus, um diese starken Konditionierungen aufzulösen? Seit einiger Zeit beschäftigen sich Fachleute mit einem Phänomen, das ich bereits im Kontext der Stresstoleranz erwähnte: dass manche Menschen überraschend gut mit Belastungen aller Art zurechtkommen. Während sich Medizin und Psychologie klassischerweise Erkrankungen zuwenden, ging man daher dazu über, den umgekehrten Weg zu wählen: sich mit auffallend gesunden Menschen zu beschäftigen. Dieser Perspektivwechsel war entscheidend. Man fragte: Was ist das Geheimnis eines Menschen, der selbst größte Anforderungen und widrigste Arbeitsverhältnisse nicht als Stress wahrnimmt? Woher nimmt er die innere Kraft?

Offenbar muss solch ein Mensch eine ungewöhnliche Widerstandsfähigkeit besitzen, so die Annahme. Im Laufe der Forschung prägte man für diese Fähigkeit den Begriff Resilienz. Erstmals wurde er in der Physik verwendet, im Zusammenhang mit der Eigenschaft bestimmter Stoffe, nach einem

Belastungsdruck wieder die ursprüngliche Form anzunehmen. Wenn wir einen weichen Gummiball zu Boden werfen, verformt er sich zwar kurzfristig, doch dann liegt er wieder so rund wie zuvor in unserer Hand. Setzen wir uns auf eine Schaumstoffmatratze, dann wird der Abdruck des Körpers einige Minuten sichtbar sein, nach einer Weile aber hat die Matratze wieder eine ebene Oberfläche. Das lateinische Verb »resilire« bedeutet dementsprechend abprallen oder zurückspringen. Auf den Menschen übertragen, ist Resilienz die Eigenschaft, sich nach einer kurzen Stressphase innerlich wie äußerlich wieder völlig zu regenerieren. Das heißt nichts anderes, als dass er in der Lage ist, vom Kampfmodus in einen entspannten Modus zurückzuschalten.

Das Geheimnis der Resilienz

Was einen gesunden, stressresistenten Menschen ausmacht, dafür wurden im Rahmen der Resilienzforschung klare Kriterien entwickelt: Er ist selbstständig, beziehungsfähig und hat genügend Entschlusskraft, um sein Handeln eigenständig zu lenken. In seinem Verhalten erweist er sich als fantasiebegabt, kreativ und humorvoll, seine seelische Gestimmtheit ist von Hoffnung, Mut und Optimismus bestimmt. Der Medizinsoziologe Aaron Antonovsky stellte darüber hinaus einen Katalog von biografischen Voraussetzungen auf, die einen Menschen mit hoher Wahrscheinlichkeit resilient werden lassen.

Dazu gehört eine starke emotionale Bindung an die Eltern, die sichere Einbettung in soziale Binnensysteme wie Familie, Verwandte und Freunde, Pflichtbewusstsein in Beziehungen sowie Vorbilder, die ebenfalls erfolgreich mit Belastungen umgingen. Im Weiteren betont Antonovsky die Fähigkeit zur gelungenen Kommunikation, Flexibilität, Problembewusstsein und Zielorientiertheit. Vor allem aber sei eine Voraussetzung unerschütterlichen Selbstvertrauens die Überzeugung, dass das Leben und damit auch die eigene Entwicklung einen Sinn habe. Dies nennt Antonovsky Kohärenzgefühl und meint damit eine übergeordnete Matrix, die der individuellen Existenz eine geistige Struktur gibt – Religiosität, Glaube, Spiritualität.

Falls Sie diesen Katalog von Eigenschaften gerade mit sich selbst verglichen haben, fallen Ihnen möglicherweise Defizite auf. Insofern ist es wichtig, sich zu fragen, ob man beispielsweise mit Eltern, Familie oder Freunden zerstritten ist, ob man überhaupt positive Vorbilder hat, vor allem aber, ob es eine sinnstiftende Struktur gibt. Offensichtlich formt diese, gemeinsam mit den anderen genannten Faktoren, die innere Widerstandskraft, die alles Negative mit der Zeit abperlen lässt. In gewissem Ausmaß spielt dafür offenbar auch die Herkunft eine Rolle. Wenn man als Kind starke Bindungen und eine lebendige, vertrauensvolle Kommunikation mit den Eltern erfahren durfte, wird sich das zweifellos auf das spätere Beziehungsverhalten auswirken. Auch positive Vorbilder werden einem durch die Herkunft beschert, so wie frühe Erfahrungen mit Religiosität.

Dennoch bestimmen Kindheit und Jugend nicht umstandslos das spätere Leben. Die Entwicklungspsychologin Emmy Werner – übrigens die erste Wissenschaftlerin, die den Begriff Resilienz verwendete – entdeckte dies im Rahmen einer empirischen Studie. Sie hatte die Biografien von Kindern weiterverfolgt, die in bitterster Armut aufwuchsen, manche in Flüchtlingslagern. In ihrer »Kauai-Längsschnittstudie« begleitete Emmy Werner 40 Jahre lang etwa 700 Kinder, die 1955 auf der Hawaii-Insel Kauai geboren wurden. Diese Kinder wurden unter ärmlichsten Verhältnissen groß, hatten meist ungebildete Eltern, die häufig dem Alkoholismus zuneigten, und mussten unter äußerst prekären sozialen Bedingungen aufwachsen. Etwa ein Drittel von ihnen schaffte es trotzdem, als Erwachsene psychisch stabil zu leben und einen qualifizierten Beruf auszuüben. Insofern waren diese Kinder durch ihre schwierige Herkunft nicht dazu determiniert, später kriminell, drogensüchtig oder psychisch auffällig zu werden, wie es das Milieu nahelegte.

Resilienz beobachtet man sogar bei Menschen, die den Verlust von Angehörigen, Phasen von Arbeitslosigkeit oder Traumatisierungen durchleiden mussten. Sie verkraften solche schmerzhaften Erlebnisse bemerkenswert gut und finden nach Krisensituationen ins innere Gleichgewicht zurück. Manche von ihnen äußern sogar, sie seien gestärkt aus diesen Erfahrungen hervorgegangen. Für sie sind Krisen keine Einbahnstraßen, sondern Umwege, die sie auf dem Weg zum Ziel zurücklegen mussten. Das macht sie in der Forschung zu spannenden Studienobjekten, und man untersucht seitdem, welche weiteren Randbedingungen ausschlaggebend sind, den resilienten Menschen zu innerer Stärke zu verhelfen. Was kann man von ihnen lernen?

Stressbewältigung

Eine ganze Reihe erfolgversprechender Verhaltensweisen und Einstellungen haben sich in den letzten Jahren herauskristallisiert. Diese versucht man seither in therapeutische Konzepte einzubeziehen. Man geht also davon aus, dass Menschen prinzipiell entwicklungsfähig sind und trotz eines hohen Risikostatus oder eines problematischen Milieus neue Kompetenzen erwerben können. Mit therapeutischer Unterstützung, so die Annahme, können sie sich erholen und Stress auf Dauer bewältigen. Die Resilienzforschung will also überlastete, zuweilen auch traumatisierte Menschen vom Vorbild jener profitieren lassen, die erfolgreich mit extremem Stress umgehen. In Anlehnung an die empirischen Beobachtungen empfiehlt man etwa dem vom Burn-out Betroffenen, die Opferrolle zu verlassen, Verantwortung zu übernehmen und Netzwerke aufzubauen. Er solle zukunftsorientiert handeln und auf diese Weise sein Leben wieder in den Griff bekommen.

Es dürfte allerdings klar sein, dass ein bereits geschädigter Mensch kaum die Kraft dazu aufbringt, solche Ratschläge umzusetzen. Auch seine Ohnmachtgefühle und die körperlichen Auswirkungen des permanenten Überlastungsdrucks werden nicht verschwinden, sobald er die Gründe für stressbedingte Erkrankungen oder Depressionen versteht. Wenn eine Einstellungsänderung im Sinne der Autosuggestion so einfach wäre, gäbe es nicht derart viele Störungen und Burn-outs.

Alles spricht dafür, dass man wesentlich tiefer ansetzen muss, um nicht mit guten Vorsätzen an der Oberfläche stecken zu bleiben. Deshalb komme ich noch einmal auf die von Antonovsky genannte Bedingung zurück, dass resiliente Menschen Sinn und Zweck ihres Daseins kennen und sich an einem übergeordneten Wertesystem orientieren. Hier sehe ich die zentrale geistige Matrix für Resilienz.

Für gläubige und spirituelle Menschen sind Optimismus und Hoffnung keine leeren Begriffe. Sie sind die Verheißung, die ihnen geistige Nahrung gibt und ihre Seele ausbalanciert. Menschen mit einem hohen spirituellen Bewusstsein wissen sich aufgehoben im Großen und Ganzen höherer Dimensionen. Dies ist die substanzielle Voraussetzung für echte Entspannung, so, als wäre man von einer schützenden, wärmenden Decke umgeben. Natürlich erleben auch spirituell verwurzelte Menschen Konflikte, doch sie werden gleichsam abgefedert vom Urvertrauen, dass der Wesenskern niemals zerstört werden kann. Sie können den Blick weiten und Belastungen als Herausforderungen betrachten, an denen sie wachsen und durch die sie sich selbst erkennen. Die Energie dafür finden sie in sich, aus einer tiefen Entspanntheit heraus, die alle religiösen und spirituellen Praktiken mit sich bringen. Manche bevorzugen das Gebet, andere haben gute Erfahrungen mit Körperübungen gemacht, wieder andere finden ihr Urvertrauen durch die Versenkung in Musik bestätigt. Ausschlaggebend ist allein die Bewusstheit, mit der dies geschieht und die in das Alltagsleben hineinwirkt.

Entspannung und Spiritualität

Speziell die asiatischen Lehren sind gesättigt mit Meditationsritualen, die die äußere Welt mit ihren Irritationen relativieren. Tao- und Zen-Meditation, Qigong, Yoga und luzides Träumen sind Techniken, die ein neues Existenzverständnis einleiten. Es geht also nicht darum, die äußere Welt auszugrenzen, sonder sich ihr in einer veränderten Weise zu öffnen. Das populäre Bild des Gurus, der in der Einsamkeit einer kargen Hütte die Kontemplation sucht, führt in die Irre. Selbstverständlich haben alle Religionen mönchische Lebensweisen hervorgebracht, die sich von der Welt abwenden. Ihre Botschaft aber ist eine andere: im Einklang mit der Welt und ihren mannigfaltigen Erscheinungen zu schwingen, die Welt, wie sie ist, geistig zu durchdringen und sich in ihr angenommen zu fühlen.

In der Quantenheilung ist diese Haltung die Voraussetzung für einen energetisch optimal versorgten Körper, für eine starke Seele und einen erwachten Geist. Spirituelle Rituale entlasten, denn sie sensibilisieren für die religiöse Dimension der Existenz. Entspannung ist insofern nicht »Totenstille«, sondern äußerste Lebendigkeit, allerdings ohne den vertrauten Aktionismus. Das Bewusstsein öffnet sich für alle Ebenen des Seins, von den Austauschprozessen zwischen den Photonen bis zum Lauf der Gestirne. Wie oben, so unten, lautet eine Grundweisheit der Spiritualität. Mikrokosmos und Makrokosmos sind untrennbar miteinander verbunden. Wir mögen hier auf der Erde mit Aufgaben konfrontiert sein, mit Problemen und Schicksalsschlägen, doch wir können uns darauf verlassen, dass uns mit der entsprechenden Haltung immense Kräfte zuwachsen. Ein Burn-out wird damit unmöglich.

Das betrifft auch das Arbeitsleben, denn Religiosität ist immer auch ein sozialer Prozess. Ein spirituell bewusster Mensch wird stets darum bemüht sein, die Welt gemeinsam mit anderen neu zu konstituieren. Das lässt sich selbst in alltäglichen beruflichen Stresssituationen beobachten. Schon ein einziger »ruhender Pol« in einer Mobbingstruktur verändert das gesamte System. Wenn Mitarbeiter wissen, dass es einen Kollegen gibt, der den Konkurrenzkampf nicht mitmacht, der keine Intrigen spinnt und Vertrauliches für sich behält, haben sie einen verlässlichen Ansprechpartner, der ihnen Kraft vermitteln kann. Innere Ruhe und Souveränität strahlen aus, Kampf und Angst aber lassen uns ausbrennen.

Nicht umsonst betont die Resilienzforschung, dass ein positives, enges Verhältnis zu Familie, Freunden und Verwandten wichtig für die Widerstandskraft ist. Wer sich hier glückhaft aufgehoben fühlt und Rückhalt findet, wird alle Fährnisse überstehen. Lebt er diese Beziehungen aus, indem er sich seiner Einbettung auch in ein höheres »Familiensystem« sicher sein kann, wie es Glaube und Spiritualität anbieten, kann er Freude, Lebensmut und Optimismus ganz aus sich selbst heraus entwickeln, statt sie nur als Absichtserklärung zu übernehmen. Er wächst innerlich, deshalb ist er auch den äußeren Anforderungen gewachsen. Er weiß sich im Bunde mit universalen Kräften und kann auf seinem hohen Energielevel Liebe und Hoffnung Raum geben.

Diesen Weg bin auch ich gegangen. Heute lebe ich ganz bewusst mit meiner Familie, vorher hatte ich verschiedene Erfahrungen mit Wohngemeinschaften. Solidarität, Einstehen füreinander, gegenseitige Unterstützung, all das gelingt umso besser, je mehr man seinen eigenen Wert und damit auch den Wert des Gegenübers anerkennt. Erst im Zusammenleben und auch Zusammenarbeiten beweist sich, ob innere Ruhe und Souveränität sich wirklich eingestellt haben.

Souveränität als Grundhaltung

Zu Beginn dieses Kapitels hatte ich zwei Missverständnisse angesprochen: zum einen, dass Entspannung allein der Privatsphäre vorbehalten sei, zum anderen, dass Entspannung uns gewissermaßen ruhigstelle. Es ist mir wichtig, noch einmal darauf hinzuweisen, dass Entspanntheit und Souveränität ein Grundmodus werden sollten, weil sie dauerhaft neue Lebenskräfte aktivieren. Diese Sichtweise ist es, die den Begriff der Entspannung völlig neu definiert: als eine innere Haltung, in der wir uns energetisch bestens versorgt fühlen, unbelastet und frei. Ob wir dann komplizierteste Aufgaben erledigen, uns einer Mobbingattacke erwehren oder mit der Familie einen Spaziergang machen, ist im Grunde genommen gleichgültig. Alles wird besser gelingen und uns mit Freude erfüllen, wenn wir es aus der Sicherheit eines kraftvollen Körpers, eines wachen Geistes und einer lichterfüllten Seele tun. Mit anderen Worten: Entspannung ist eine Grundverfassung, keine Erholungszone. Sie macht uns ausgeglichen und freundlich, fördert unsere Fähigkeit zur empathischen Kommunikation und bewirkt nicht zuletzt, dass wir ganz neue geistige Potenziale in uns entdecken.

Das wirkt sich auch auf die Arbeit aus. Kreativitätsforscher weisen seit Langem darauf hin, dass innovative Ideen nicht durch angespanntes Nachdenken entstehen, sondern gerade dann, wenn wir an gar nichts denken. Bemühen wir uns krampfhaft um die Lösung eines Problems oder die Erfindung von etwas Neuem, kommt es unweigerlich zu Denkblockaden. Entspannen wir uns aber, wobei nicht einmal die meditative Entspannung gemeint ist, kommen wir oft wie aus dem Nichts zu einer Idee. So mancher hat morgens unter der Dusche den genialen Einfall gehabt, dem er tagelang durch verzweifeltes Nachdenken nachjagte. Viele Menschen berichten auch, dass ihnen in der Monotonie langer Autofahrten plötzlich völlig neue Ideen in den Sinn kamen. Loslassen ist daher das Wesentliche, was im Zustand der Entspannung passiert. Wir lassen alles los, was uns beschäftigt und bedrückt. Das ist eine völlige Veränderung des Musters, nach dem wir uns oft regelrecht in Probleme verbeißen und sie buchstäblich mit ins Bett nehmen.

Bei der meditativen Tiefenentspannung wird ein umfassender Regenerationsprozess eingeleitet. Die Biophotonenkonzentration steigt, und die Verteilung der gesamten Energie im Körper harmonisiert sich. Für mich ist dieses Momentum der Meditation, der Entspannung und des Kraftholens ein integraler Bestandteil meines Lebens geworden. Sobald ich auch nur einen kurzen Moment der Ruhe zur Verfügung habe, gehe ich in den Zustand des Nichtdenkens, und eine Biophotonenwelle durchflutet mich.

Das ist der Augenblick, in dem ich wirklich in meiner Mitte bin. Ich spüre: Das bist du, du bist diese Flamme, du bist nichts anderes als dieses Licht. Die gebündelte Photonenenergie durchströmt meinen physischen Körper, versorgt ihn, organisiert ihn, durchgeistigt ihn. Dieser Quelle entspringen die gesamte Kreativität, Lebenskraft und Freude. Die alles entscheidende Frage ist nun: Wie kann ich die Flamme am Brennen halten, was trägt dazu bei, dass diese Flamme für immer leuchten kann?

Die Antwort liegt in einer umfassenden Transformation. Deshalb sind bewusste Entspannungsübungen nicht einfach eine Methode der körperlichen Lockerung. Entspannen hat immer etwas mit seelischem und geistigem Loslassen zu tun.

Wir lösen nicht einfach einen angespannten Muskel, zugleich lösen wir auch die mit der Anspannung verbundenen negativen Gefühle wie Angst und Ohnmacht auf. Das gelingt umso besser, je tiefer und regelmäßiger wir atmen. Besonders das Ausatmen ist hier wichtig. Tun wir es ganz bewusst, geben wir den disharmonischen Energiemustern die Möglichkeit, den Körper zu verlassen. Wir befreien uns dann mit jedem Ausatmen, und ein innerer Reinigungsprozess setzt ein.

Im psychologischen Kontext spricht man auch von Katharsis, einer Reinigung von inneren Konflikten und verdrängten Emotionen. Freud hatte in seinen frühen Schriften dargelegt, dass sie durch Entladung in Form von körperlicher Aggression vor sich gehen könne. Später löste er sich von dieser Vorstellung. Für einen spirituell erwachten Menschen wäre dies ohnehin keine Option. Wir dürfen inneren Aggressionen wie unterdrückter Wut nicht mit Gleichem begegnen, sondern müssen diese Gefühle transformieren und dann loslassen.

Insofern ist Tiefenentspannung Ausdruck einer geistigen Haltung. Sie beruht auf Selbstrespekt und Achtsamkeit sich selbst und der Welt gegenüber. Alles ist mit allem verbunden, diese spirituelle Idee führt uns durch die Erkenntnisse der Quantenphysik zu einer veränderten Wirklichkeitswahrnehmung. Wir begreifen, dass wir über unsere Elektronen und ihre Photonenenergie tatsächlich strukturell mit allen Ebenen der Schöpfung verbunden sind und ein göttliches Prinzip in uns tragen: das Geheimnis der erschaffenden Energie. Dementsprechend bezeichne ich den Körper als Quantentempel. Damit will ich signalisieren, dass er eine heilige Zone ist, ein einzigartiges Wunder. Wird es durch äußere Einflüsse gestört, so ist es geradezu unsere Aufgabe, dieses Wunderwerk in seiner ganzen Großartigkeit wiederherzustellen. Und genau dies gelingt uns nur, wenn wir uns transformieren.

Auf dem Weg dorthin lassen wir alles los, Stress, Angst, Ohnmacht, Aggression, Traumata. All dies müssen wir bewusst verarbeiten und die damit verknüpften Schmerzen und Störfelder auflösen. Der Ablauf der bewussten Verarbeitung beinhaltet die Erinnerung an das Geschehen und die Umwandlung disharmonischer Photonenfelder in harmonische. Das ist Transformation. Mit jedem Trauma und mit jedem Stressfaktor, den wir verarbeitet haben, reflektieren wir zugleich die Erfahrung und lösen damit verbundene negative emotionale und mentale Konditionierungen auf.

Jeder Transformationsschritt führt somit zu einer Erhöhung der Biophotonenkonzentration und damit zu einer Steigerung von Vitalität und Lebensfreude. Schädigungen, wie sie durch ständig erhöhte Stresshormone verursacht wurden, werden durch die Selbstheilungskräfte wieder behoben, und die regulativen Prozesse setzen erneut selbsttätig ein. Mit anderen Worten: Wir helfen dem Organismus, sich selbst zu helfen, so, wie es das natürliche Konzept der Selbstheilung ursprünglich vorgesehen hat.

Ich möchte Ihnen empfehlen, die am Ende dieses Kapitels beschriebene Übung zur Tiefenentspannung zunächst zu Hause zu erlernen, in der Ruhe und Abgeschiedenheit der eigenen Wohnung. Ist man damit vertraut, so sollte man sie später auch in der Natur, an der frischen Luft ausführen. Unter freiem Himmel ist die Luft mit Photonen angereichert, die zwischen den Luftmolekülen ausgetauscht werden. Dadurch wird ein energetisch angeregter Zustand erreicht, das Bioplasma. Besonders die Sonne reichert die Moleküle der Atmosphäre mit Photonen an, die wir durch bewusstes Atmen tief in uns aufnehmen und von denen wir im Sinne zusätzlicher Energieeinheiten profitieren.

ÜBUNG 3: Tiefenentspannung

Die Tiefenentspannung wirkt derart lösend, dass Sie möglicherweise sogar einschlafen, was in meinen Seminaren oftmals passiert. Dies können Sie nutzen, falls Sie unter Einschlafstörungen leiden.

Für die Tiefenentspannung legen Sie sich hin, auf den Boden oder aufs Bett, ganz so, wie Sie sich wohlfühlen. Eventuell sollten Sie sich mit einer Decke zudecken, damit Sie nicht auskühlen.

Beginnen Sie mit der bewussten Atmung. Achten Sie dabei auf lange Zyklen von etwa 30 Sekunden, wie in der Atemübung des ersten Kapitels empfohlen.
Richten Sie nun Ihre gesamte Aufmerksamkeit nach und nach auf einzelne Körperteile. Stellen Sie sich vor, dass der betreffende Körperteil dadurch schwer wird. Lassen Sie sich für jeden Körperteil etwa zehn Sekunden Zeit.
Sprechen Sie währenddessen einen Text, den Sie entweder vorher auf ein Band aufnehmen oder den eine begleitende Person Ihnen vorliest. Mit der Zeit werden Sie ihn auswendig beherrschen und benötigen keine derartige Unterstützung mehr. Der Text lautet:

- Mein rechter Fuß entspannt sich und wird ganz schwer.
- Mein rechter Unterschenkel mit Schienbein und Wade entspannt sich und wird ganz schwer.
- Mein rechtes Knie entspannt sich und wird ganz schwer.
- Mein rechter Oberschenkel entspannt sich und wird ganz schwer.
- Mein linker Fuß entspannt sich und wird ganz schwer.
- Mein linker Unterschenkel mit Schienbein und Wade entspannt sich und wird ganz schwer.
- Mein linkes Knie entspannt sich und wird ganz schwer.

- Mein linker Oberschenkel entspannt sich und wird ganz schwer.
- Mein Becken entspannt sich und wird ganz schwer.
- Mein Steißbein entspannt sich und wird ganz schwer.
- Mein Bauch entspannt sich und wird ganz schwer.
- Meine Lendenwirbel entspannen sich und werden ganz schwer.
- Mein Solarplexus entspannt sich und wird ganz schwer.
- Mein Rücken entspannt sich und wird ganz schwer.
- Meine Brust entspannt sich und wird ganz schwer.
- Meine Schultern entspannen sich und werden ganz schwer.
- Mein rechter Oberarm entspannt sich und wird ganz schwer.
- Mein rechter Unterarm entspannt sich und wird ganz schwer.
- Meine rechte Hand entspannt sich und wird ganz schwer.
- Mein linker Oberarm entspannt sich und wird ganz schwer.
- Mein linker Unterarm entspannt sich und wird ganz schwer.
- Meine linke Hand entspannt sich und wird ganz schwer.
- Mein Nacken entspannt sich und wird ganz schwer.
- Meine Halswirbel entspannen sich und werden ganz schwer.
- Mein Hals entspannt sich und wird ganz schwer.
- Mein Kinn entspannt sich und wird ganz schwer.
- Mein Mund entspannt sich und wird ganz schwer.
- Meine Nase entspannt sich und wird ganz schwer.
- Meine Augen entspannen sich und werden ganz schwer.
- Meine Wangen entspannen sich und werden ganz schwer.
- Meine Stirn entspannt sich und wird ganz schwer.
- Mein Kopf entspannt sich und wird ganz schwer.

An diesem Punkt angelangt, konzentriert sich Ihre Wahrnehmung nur noch auf das Innere, auf Ihre Körperreaktionen, auf Ihre Gefühle und Gedanken. Sie sind ganz bei sich und bereit für einen tiefen Blick in Ihre Seele.

4. ERLEUCHTET –
wie wir unser inneres Licht zum Strahlen bringen

Heilendes Licht

Ohne Licht wären wir nicht lebensfähig. Das Sonnenlicht und die darin enthaltene ultraviolette Strahlung gewährleisten die Basisfunktionen unseres Organismus. Aber auch auf der sogenannten feinstofflichen Ebene, für unsere Seele, ist das Licht unerlässlich. Heute wissen wir nicht nur, dass Lichtqualitäten in unseren Elektronen über unsere Vitalität entscheiden, wir wissen auch, dass von außen kommendes Sonnenlicht eine herausragende Rolle für unsere ganzheitliche Gesundheit spielt.

Die Bedeutung des Lichts wurde erstmals erkannt, als Forscher sich eingehender mit der Hirnchemie auseinandersetzten. Vorher hatte man vor allem auf die Vitamin-D-Bildung hingewiesen, die nur bei einer ausreichenden Versorgung mit UV-Licht möglich wird. Als man begann, neurochemische Vorgänge zu analysieren, kam man zu einem neuen Ansatz, der den Zusammenhang von Licht und Gesundheit wesentlich weiter fasste. Im Blickpunkt stand dabei das Melatonin, ein Hormon, das in der Zirbeldrüse gebildet wird. Melatonin steuert die gesamten zirkadianen Rhythmen, also jene körperlichen Abläufe, die sich im 24-Stunden-Rhythmus wiederholen. Dazu gehört der Wach-und-Schlaf-Rhythmus.

In welchem Umfang die Substanz Melatonin ausgeschüttet wird, hängt von der Menge natürlichen Tageslichts ab, der wir uns aussetzen. Aus dem Ausgangsstoff Serotonin bildet der Körper immer dann Melatonin, wenn es dunkel wird. Das Hormon macht uns müde und schläfrig, sodass wir das Bedürfnis empfinden, uns auszuruhen. Sobald es aber draußen hell wird und wir über die Haut und die Augen das Tageslicht aufnehmen, sinkt der Melatoninspiegel, und wir werden wieder munter, bereit, in die aktive Phase hineinzugehen. Würden wir unser Leben dauerhaft im Dunkeln verbringen, so fehlten uns aktivierende Lebenskräfte.

Ein zu hoher Melatoninspiegel wird als Hauptauslöser der sogenannten Winterdepression bezeichnet. Da es in unseren Breitengraden im Winter nur wenige Stunden hell ist, leiden viele Menschen unter Lichtmangel, der sich in depressiven Verstimmungen äußert. Ein zu niedriger Melatoninspiegel dagegen hat Schlafstörungen zur Folge sowie Störungen der Gedächtnisleistungen und der Konzentration. Da Melatonin Einfluss auf die Hirnregion des Hippocampus ausübt, der für Lernen und Erinnern zuständig ist, kann man davon ausgehen, dass unsere geistige Leistungskraft natürlicherweise am Tag am größten ist, während sie in der Nacht sinkt.

Dieser natürliche Rhythmus wird heute nahezu systematisch missachtet. Die Arbeitszeit endet nicht nach Sonnenuntergang, und wir verlängern den Tag durch künstliches Licht. Das Melatonin als Dirigent unserer Rhythmen von Anspannung und Entspannung wird damit außer Kraft gesetzt. Durch unsere heutige Lebensweise greifen wir also empfindlich in diese Vorgänge ein. Nachtarbeit, Schichtarbeit und Reisen über Zeitzonen hinweg beeinträchtigen die gesunde Funktionsweise der Zirbeldrüse. Die Rhythmen werden gestört, der Körper gerät aus der Balance, und auch das Gehirn verliert seine Leistungsfähigkeit.

Dass das Licht ein derart wichtiger Faktor für unsere Gesundheit ist, kann man allein schon daran sehen, dass es für die Entstehung allen Lebens auf der Erde eine unerlässliche Bedingung war. Die fotomedizinische Einwirkung auf Zellen beruht daher auf der Einsicht, dass die Sonne eine aktive Rolle bei der Entstehung organischen Lebens auf der Erde spielte. Licht ist damit konstituierend für unseren Organismus. In Forschungsrichtungen wie der Fotobiologie und Fotomedizin versucht man, solche Erkenntnisse zu systematisieren und therapeutisch zu nutzen. Inzwischen bedient man sich der heilenden Wirkung des Lichts bei vielen Erkrankungen – neben der Winterdepression beispielsweise bei Neurodermitis und Schuppenflechte. Viele Verfahren des komplementärmedizinischen Bereichs wiederum basieren auf der Anwendung elektromagnetischer Felder, die die inneren Lichtmuster der Elektronen anregen. Mehr und mehr kommt man den Mechanismen auf die Spur, die Licht und körperliches wie seelisches Wohlbefinden miteinander verbinden.

Die dabei wirksamen Prozesse finden auf der Zellebene statt. Es war der Biophysiker Fritz Albert Popp, der als einer der ersten Forscher experimentell nachweisen konnte, dass Biophotonen ein schwaches, aber kohärentes Licht abstrahlen, mit Wellenlängen zwischen 200 und 800 Nanometern. Dieser Bereich enthält das gesamte Spektrum des sichtbaren Lichts mit den Regenbogenfarben Violett, Dunkelblau, Hellblau, Grün, Gelb, Orange und Rot sowie einen Teil der ultravioletten und infraroten Strahlung. Bei seinen Forschungen fand er heraus, dass dieses Licht ein Informationsträger ist, welcher heilende Qualitäten besitzt. Nur so war erklärlich, warum bestimmte Regenerationsprozesse im Körper ablaufen. Bei der Wundheilung kann man sich das gut vergegenwärtigen. Chemische Reaktionen, so Popps These, können nicht dafür verantwortlich sein, dass sich neue Hautzellen bilden, wenn sich ein Mensch verletzt. Vielmehr musste eine Information von den umliegenden Zellen ausgehen, die eine Neubildung der sehr spezialisierten Hautzellen ermöglichte.

Noch eindrücklicher verläuft dieser Mechanismus bei der Fotoreparatur, die Popp im Rahmen eines Experiments entdeckte. Dabei wurden Zellen zunächst so lange mit ultraviolettem Licht über 380 Nanometer bestrahlt, bis ihre DNA bis auf wenige Reste fast vollständig zerstört war. Anschließend bestrahlte Popp die zerstörten Moleküle erneut, jedoch mit schwächerer Intensität, und die angerichteten Schäden waren binnen eines Tages wieder behoben. Diese Heilungsqualität des Lichts konnte generell nachgewiesen werden, sowohl in der einzelnen Zelle als auch im gesamten Organismus von Lebewesen.

Lichtmangel

Die Quantenphysik konnte diese Vorgänge weiter belegen, und damit auch das Phänomen der interzellularen Kommunikation. Mit der Biophotonenmessung wurde überdies die Vitalität exakt messbar. Bei Menschen, die unter heute »normalen« Arbeitsbedingungen leben, ist sie deutlich verringert. Das liegt unter anderem daran, dass ihnen die natürlichen Photonen der Sonne fehlen. Wir haben Arbeitsrhythmen, die uns kaum ermöglichen, das Tageslicht draußen zu genießen. Speziell im Winter stehen wir im Dunkeln auf, gehen zur Arbeit und kommen im Dunkeln nach Hause.

In den betrieblichen Umgebungen arbeiten wir immer häufiger bei Kunstlicht, das nicht der Spektralverteilung des Sonnenlichts entspricht. Technisch wäre es längst möglich, auch an Arbeitsplätzen künstliches Licht zur Verfügung zu stellen, das dem Sonnenlichtspektrum nahekommt. Man könnte also durch geeignete architektonische und technische Maßnahmen dazu beitragen, dass wir während des Tages, wenn wir natürlicherweise unsere Hauptaktivität und Leistungsfähigkeit haben, mit den Naturphotonen der Sonne versorgt werden. Durch ausreichende Aufnahme von Sonnenlicht könnten wir energetisch entscheidend unterstützt werden, denn das Sonnenlicht ist hinreichend analysiert worden, und es ist bekannt, welche Photonen von der Sonne abgestrahlt werden und wie sie sich auf den Organismus auswirken.

Fatalerweise erleben wir gerade den Übergang von der klassischen Glühlampe zur Quecksilberdampflampe, der sogenannten Energiesparlampe. So begrüßenswert es sein mag, Energie einzusparen, technisch gesehen, bedeuten diese Lampen einen extremen Rückschritt. Sie enthalten nur noch einen Bruchteil der Lichtfrequenzen, die wir brauchen, um unseren Biophotonenhaushalt in Harmonie zu halten. Dabei wäre es ohne Weiteres schon heute technisch möglich, energiesparende Leuchtstoffröhren herzustellen, die das natürliche Spektrum des Sonnenlichts viel besser nachbilden als die nun weitverbreiteten Energiesparlampen. Es sind zwar Ansätze des Umdenkens vorhanden, doch auf breiter Front passiert wenig. Hier könnte eine interdisziplinäre Interaktion zwischen der Biochemie und der Quantenphysik erfolgen, da immer noch große Informationslücken vorliegen. Erwiesen ist jedoch bereits, dass beispielsweise die Organe besonders belastet sind, wenn der Körper mangelhaft mit Lichtenergie versorgt wird. Im Optimalfall sind die Abstrahlungen an den Terminalpunkten – den Endpunkten der Akupunkturmeridiane – symmetrisch, sodass ein geschlossener Umfluss sichtbar ist.

Noch weniger bekannt ist, dass die Ernährung einen wesentlichen Einfluss auf unseren Lichtstatus hat, denn auch über die Nahrungsaufnahme werden uns Photonen zugeführt. Dies hat man sogar bei Tieren nachweisen können. Misst man die Biophotonenkonzentration eines Hühnereis aus konventioneller Käfighaltung, bei der minderwertiges Futter wie Fischmehl verfüttert wird, während die Hühner lediglich Kunstlicht ausgesetzt sind, so liegt sie deutlich unter jener von Eiern aus natürlicher Erzeugung. Es ist also nicht unwichtig, wie viel Licht ein Nahrungsmittel aufgenommen hat.

Fritz Albert Popp drückte die Bedeutung des Lichts drastisch aus, als er befand, im Grunde sei der Mensch ein »Lichtsäuger«. In seinem Buch *Die Botschaft der Nahrung* stellt er fest: »Nahrung ist Information.« Denn im Licht, so Popp, seien energetische Informationen enthalten, die der Mensch für seine Vitalfunktionen braucht. Im Grunde genommen, besteht unsere Nahrung im Idealfall aus aufgenommenen Sonnenphotonen und damit aus Lichtfrequenzen, die im Zellkern pflanzlicher und tierischer Nahrung gespeichert sind. Dafür ist es allerdings erforderlich, dass sie auch wirklich dem Sonnenlicht ausgesetzt wurden. Die Praxis der Viehhaltung in lichtlosen Ställen und der Trend zu Treibhauskulturen bei der Erzeugung von Obst und Gemüse setzen den Lichtnährwert unserer Nahrung deutlich herab – wie das Beispiel des Hühnereis zeigte.

Generell kann man sagen, dass wir heute zu viel »tote« Nahrung zu uns nehmen. In verarbeiteten und damit denaturierten Lebensmitteln ist kaum noch Lichtenergie enthalten. Rohkost dagegen, zum Beispiel Obst, Salat und alle anderen frischen, unverarbeiteten Lebensmittel, sind das Gesündeste, was wir zu uns nehmen können. Würde man ganz streng verfahren, so sollten wir nur Früchte und Pflanzen essen, weil diese Nahrung noch lebendig ist in dem Sinne, dass in ihren Zellen Biophotonen enthalten sind. Schon mit einem einzigen Apfel nehmen wir eine größere Menge Biophotonenenergie ins uns auf. Dass sie adaptiert werden kann, ist daraus zu erklären, dass sich der strukturelle Aufbau der menschlichen Zellen kaum von jenem pflanzlicher Zellen unterscheidet.

Auch die biophysikalischen Steuerungsprozesse, die durch Biophotonen geleistet werden, sind in Pflanzen und menschlichen Zellen nahezu identisch. Durch eine natürlich erzeugte, unverarbeitete Kost können wir uns daher optimal mit Biophotonen versorgen – abgesehen davon, dass wir auch sämtliche Mineralstoffe und alle anderen essenziellen Bestandteile wie Kohlenhydrate, Eiweiße und Fette durch solche naturbelassenen Produkte optimal aufnehmen können.

Wenn jemand nun stark verarbeitete Nahrung zu sich nimmt, beispielsweise Kekse oder Süßigkeiten, isst er Stoffe, die in der Natur nicht vorkommen. Beim chronisch Überarbeiteten ist das fast die Regel. Meist nimmt er sich keine Zeit für ausgewogene Mahlzeiten und ersetzt das Mittagessen durch einen Schokoriegel. Raffinadezucker enthält keine Biophotonen mehr. Durch den Vorgang der Raffinierung werden die chemischen Bestandteile auf Grundsubstanzen reduziert – Zucker ist reines Kohlenhydrat. Weißer Zucker ist auch insofern wertlos, weil er nicht mehr die Mineralstoffe enthält, die in der Zuckerrohrpflanze oder in der Zuckerrübe vorhanden sind. Sie sind extrahiert, sodass das Zuckerendprodukt sogar wie ein Räuber in unserem Organismus zirkuliert und uns Mineralien entzieht.

Biophotonen sind aber auch verantwortlich dafür, dass wir uns mental gesund fühlen, dass also unser Geist und unsere Seele lebendig und vital bleiben. Jede pflanzliche Nahrung in ihrer ursprünglichen Rohkostform versorgt uns nicht nur optimal auf der vegetativen Ebene, sondern schafft auch die Voraussetzung für geistige Kräfte und für die Entwicklung unseres Bewusstseins. Selbstverständlich verändert eine gesunde Ernährung noch nicht unser Denken, das müssen wir schon selbst tun. Doch mit der Zufuhr von Biophotonen unterstützen wir sämtliche energetischen Prozesse und befähigen das Photonengas in unseren Elektronen, höher zu schwingen, sich intensiver auszutauschen und so unsere spirituelle Entwicklung voranzutreiben. Wir werden buchstäblich erleuchtet.

Das Licht der Seele

So plausibel uns die positiven Einflüsse des Lichts auf unsere körperliche Gesundheit und unsere geistige Leistungsfähigkeit erscheinen, so skeptisch sind wir möglicherweise, wenn es um seelische Befindlichkeiten geht. Aber unsere Sprache verrät oft mehr über die Substanz der Dinge, als uns auf den ersten Blick bewusst ist. Wenn wir von Licht und Dunkel sprechen, ordnen wir diesen beiden Gegensätzen auch qualitative Eigenschaften zu. Das Licht steht für Glück, Wahrheit und Energie, das Dunkel für Traurigkeit, Verwirrung und Kraftlosigkeit. Wenn die Seele krank wird, verwenden Betroffene oft Formulierungen, sie seien von Schwärze und Finsternis umgeben – als wären sie in einen dunklen Raum eingesperrt, ohne das lebensnotwendige Licht. Und in der Tat: Die Erkenntnisse der Biophysik spiegeln diesen Sprachgebrauch wissenschaftlich wider, in Forschungsfeldern, die sich den Lichteigenschaften der Elektronen widmen.

Nach einer Theorie des französischen Kernphysikers Jean Émile Charon verfügen Elektronen über eine innere Raumzeit, die mit Lichtteilchen gefüllt ist. Die Anordnung dieser Teilchen ist veränderlich, denn Elektronen speichern jede Erfahrung in Form spezifischer Lichtmuster ab; diese sind das individuelle Teilchengedächtnis, in dem unbegrenzt viele Informationen aufbewahrt werden. Da die Erfahrungen, die dabei formbildend wirken, aus allen Bereichen des menschlichen Erlebens kommen, kann man daraus folgern, dass es einen geistigen Aspekt der Elektronen gibt. Er ist dafür verantwortlich, dass wir unseren Organismus als Einheit von Körper, Geist und Seele definieren können, da alle Abläufe auf der subatomaren Ebene insgesamt ein Informationssystem ergeben. In dieses System gehen alle Einflüsse gleichermaßen ein – Ernährung und Genussmittelmissbrauch,

Glückszustände und Stresssituationen. Nichts geht verloren, alles führt zu einer Veränderung der Lichtmuster.

Während wir in den vorhergehenden Abschnitten vor allem Gedanken und Gefühle und ihr Verhältnis zu Körper und Geist betrachtet haben, wenden wir uns jetzt der Seele zu. Sie ist in das beschriebene Informationssystem unmittelbar integriert. Auch die Seele unterliegt somit Veränderungen, denn ist sie ebenso empfänglich für Stress und leidet genauso bei einem Burn-out wie Körper und Geist. Wir sollten uns immer wieder klarmachen, dass ein Burn-out das Zeichen für sehr grundsätzliche Störungen ist, die den gesamten Menschen betreffen, seine Lebensweise, seine Einstellungen, seine Hoffnungen, sein Bewusstsein. Mit den quantenphysikalischen Erkenntnissen lässt sich der Burn-out daher auch grundlegend beschreiben, da sie uns genauestens zeigen, was einen gesunden, optimistischen und lichterfüllten Menschen ausmacht und warum die Seele krank werden kann.

Im Gegensatz zum Geist als Ort von Intellekt und Gedankenleben ist die Seele der Sitz von Imaginationen, Motiven und Gefühlen. Doch welchen Stellenwert man der Seele gibt, darüber gibt es sehr unterschiedliche Auffassungen. Die Hirnforschung erkennt in ihr lediglich einen Ausdruck messbarer zerebraler Funktionen, die in bestimmten Arealen stattfinden und daher materiegebunden sind. Ganz anders in Religion und Spiritualität. Hier gesteht man der Seele ein Eigenleben zu und überschreitet die Einschätzung, sie existiere nur für die Dauer eines einzigen Lebens, gefesselt an einen bestimmten Körper. Mit der Quantenphysik wurden erstmals hinreichende Erkenntnisse gewonnen, was es wirklich mit der menschlichen Seele auf sich hat: warum sie sensibel für äußere Einflüsse ist, wie sie mit Körper und Geist verknüpft ist – aber auch, warum man ihr Unsterblichkeit attestieren kann.

Vergegenwärtigen wir uns dafür, dass die Elektronen, aus denen wir bestehen, nicht erst bei unserer Zeugung geschaffen wurden, sondern uralt sind. Sie existieren seit Anbeginn des Universums und waren bereits an allen Prozessen des Werdens und Vergehens beteiligt, die sich jemals ereignet haben. Im Laufe von Milliarden Jahren haben sie dabei unermesslich viele Erfahrungen gespeichert – als Bestandteile der unbelebten und der belebten Natur sowie als Bausteine vieler menschlicher Körper vor uns. Da auch unsere Seele aus Elektronen besteht, trägt sie das Gesamtkonvolut vergangener Erfahrungen in sich. Wir haben also Seelen, deren Elektronen die gesamte Schöpfungsgeschichte repräsentieren, einen fast unvorstellbaren Zeitraum, dessen Anfang man mit dem Urknall datieren kann.

Alle Elektronen, die den menschlichen Organismus formen, übernehmen bestimmte Aufgaben. Im Laufe der Evolution schlossen sie sich zu verschiedenen Elektronengemeinschaften zusammen und waren fortan der Kristallisationspunkt der Morphogenese, also für den Aufbau und die Formbildung eines Körpers zuständig. Dies geschah gleichsam aus einem Prinzip der Effizienz heraus, denn für bestimmte Elektronen bewährte es sich, zusammenzubleiben, um nicht immer wieder von vorn mit dem Aufbau bestimmter Strukturen zu beginnen. Sukzessive konnten sie daher von ihren stetig wachsenden Erfahrungen profitieren. Je größer der gemeinsame Informationsfundus dieser verbundenen Elementarteilchen war, umso stärker wurde ihre Tendenz zusammenzubleiben. Und je größer die Basis geteilter Informationen der Elektronen ist, desto ausgeprägter ist auch ihre Fähigkeit, Lichtenergie in angeregten Atomzuständen zu speichern und dadurch Bioplasma zu bilden.

Die seelischen Essenzelektronen

Solche Elektronengemeinschaften, die bereits viele verschiedene Körper miteinander organisiert haben, bezeichne ich als Essenzelektronen. Genau genommen sind es Elektronen in der Atomhülle und in den Kernteilchen verpackte Positronen. Sie sind es, die uns beispielsweise ein bestimmtes Aussehen verleihen. Im jeweiligen Elektronenverbund »lernten« sie die Haut, die Gliedmaßen oder die Augen zu formen. Andere Essenzelektronen sind verantwortlich für die Ausprägung von geistigen und charakterlichen Eigenschaften und für die Konstitution der Seele. Da auch hier Vergangenes im Sinne von Lernprozessen und gespeicherter Information einfließt, übertragen sie die seelischen Erfahrungen vieler gelebter Leben jeweils auf ein Neues.

Die Begabungen und Talente, die ein Mensch in seinem individuellen physischen Leben aufweist, sind insofern das gemeinsame Erbe vieler vorangegangener Leben – das, was als unsterbliche Seele seinen unvergänglichen Persönlichkeitskern ausmacht. Somit bilden die Essenzelektronen eines Menschen seine unsterbliche Seele. Sie stellen nur einen kleinen Bruchteil der gesamten Materie dar, aus der der physische Körper aufgebaut ist.

Auf diese Weise ist zu erklären, warum manche Kinder extreme Hochbegabungen aufweisen. Schon im Kleinkindalter sind sie beispielsweise in der Lage, verblüffende musikalische Leistungen zu erbringen. Man nennt sie Wunderkinder und staunt über ihre Fähigkeiten, virtuos Geige oder Klavier zu spielen, obwohl sie noch sehr jung sind. Was dabei besonders stark zum Durchbruch kommt, sind die in den Essenzelektronen gespeicherten Erfahrungen, welche die Seele in sich trägt und aus vorangegangenen Verkörperungen mitgebracht hat. Auch andere Fähigkeiten werden auf diesem Weg übertragen, sind also nicht direkt vom elterlichen Erbgut abhängig. Deshalb kommt es häufig vor, dass Kinder Begabungen aufweisen, die in der Familie nie zuvor anzutreffen waren. Scheinbar wie aus dem Nichts wachsen kleine Genies heran, die früh komplizierteste Mathematikaufgaben lösen können, wunderbare Bilder malen oder komponieren.

Die Eigenheit der Elektronen, ihre Erfahrungen in inneren Lichtmustern zu speichern und mit solchen Elektronen zusammenzubleiben, die über möglichst viele gleiche Lichtmuster verfügen, ist die Voraussetzung für die Existenz unserer Seele. Ich kann mir gut vorstellen, dass diese Definition zunächst einmal irritierend wirkt. Zum einen halten die meisten Menschen ihre Seele für absolut einzigartig, zum anderen erscheint sie ihnen als etwas Luftiges, Immaterielles. Die Seele steht für Subjektivität, Empfindung und Individualität, scheint aber schwer greifbar zu sein. In der bildenden Kunst wurde sie oft als Atem, Wind oder Hauch dargestellt. Um das Wesen der Seele genauer zu verstehen, schauen wir uns deshalb an, wie sich die Elektronengemeinschaft verhält, aus der die Seele gebildet ist, und welchen Einflüssen sie unterliegt. Im Hinblick auf den Burn-out ist dabei besonders interessant, inwiefern die Seele in Mitleidenschaft gezogen wird, falls Körper und Geist energetisch unterversorgt sind. Anders gefragt: Wenn die Seele unsterblich ist, gesättigt mit vielen Erfahrungen, warum kann sie dann krank werden?

Obwohl es einen intensiven Zusammenhalt gibt, der Elektronen zu Essenzelektronen zusammenschließt, kann dieser Zusammenhalt durchaus gefährdet werden. Das geschieht immer dann, wenn der Organismus insgesamt geschwächt ist, etwa durch Übermüdung, Erschöpfung oder Depression. Dann kommt es zu massiven Störungen, weil der Elementarprozess Liebe fehlt. Auch wenn es seltsam klingt, hier die Liebe ins Spiel zu bringen, kann man, physikalisch gesprochen, feststellen, dass Liebe die stärkste Energieform ist.

Im Idealfall ist es so, dass Lichtenergie zwischen vertrauten Elektronen über den Elementarprozess Liebe zunehmend stärker gebündelt wird. Dabei werden immer höhere Photonenenergien zwischen den Elektronen ausgetauscht, und der Elektronenverband kann stärker zusammenhalten, als wenn nur schwächere Energieportionen durch Photonen ausgetauscht werden. Depressivität ist daher im wahrsten Sinn des Wortes innere Schwärze, Dunkelheit, Finsternis schlechthin. Was der Betroffene fühlt und artikuliert, hat also eine wissenschaftlich nachweisbare Grundlage. Liebe ist Photonenaustausch!

Der größere Zusammenhang aber wird in der Schulmedizin meist noch ausgeblendet. Gewöhnlich wird das Erscheinungsbild des Burn-outs von Medizinern als ein Konglomerat verschiedenster Symptome aufgefasst, und viele Ärzte sind der Meinung, dass der Burn-out nicht gleichbedeutend mit Depression sei, dass also eine seelische Erkrankung vom Erschöpfungssyndrom abgegrenzt werden sollte. Ganzheitliche Blickweisen dagegen ziehen solche Grenzen nicht. Es kommt nicht darauf an, ob man im pathologischen Sinne von einer seelischen Erkrankung sprechen kann, um sich den Leiden der Seele zu widmen. Jede Depression, ja, sogar schon Trauer oder Mutlosigkeit sind quantenphysikalisch gesehen immer im Gesamtsystem Mensch verankert und genauso als Energiemangel beschreibbar wie geistige Erschöpfung oder körperliche Schmerzen. Nicht auf den Grad der Erkrankung kommt es an, sondern allein darauf, dass überhaupt eine seelische Beeinträchtigung vorliegt.

Der Betroffene jedoch ist vielfach mit Ignoranz konfrontiert, was seine ganzheitliche Existenz betrifft. Unser Gesundheitssystem beruht auf Klassifizierungen, und nach dem offiziellen Diagnose-Katalog ICD-10 ist der Burn-out lediglich eine Zusatzdiagnose. Die Behandlung richtet sich entsprechend auf einzelne Symptome, nicht auf das Ganze, das den Menschen ausmacht. Vor allem die Belange der Seele werden viel zu häufig ausgeblendet oder eben isoliert betrachtet. Deshalb möchte ich hier noch einmal betonen, dass die Quantenheilung völlig anders arbeitet, auf der Basis eines energetischen Zusammenspiels, in dem die Seele immer auch als Spiegel aller anderen Vorgänge im Körper angeschaut wird.

Bevor sich energetische Störungen auf der vegetativen Ebene zeigen, sind sie bereits auf der seelischen Ebene manifest. Erkennbar ist ein schwaches Photonenfeld allein schon daran, dass der Betroffene in seiner Empfindungsfähigkeit stark eingeschränkt ist. Er hat keine Verbindung zu seiner Seele mehr, weil die körpereigenen Elektronen nicht mehr genügend Lichtteilchen untereinander austauschen. So ist auch der Informationsfluss unterbrochen, die Kommunikation erliegt, und die Einheit von Körper, Geist und Seele bricht auseinander. Unbewusste Seeleninformationen geraten nicht mehr an die Oberfläche des Bewusstseins, ein Stau entsteht, und die Seele erkrankt an Unverarbeitetem.

Durchpulst von Licht- und Liebesenergie dagegen, ist der Mensch von unbegrenzter Vitalität erfüllt. Sein Körper ist stark, sein Geist frisch und wach, und seine Seele kann sich frei entfalten. Und mehr noch: Die ungehindert fließende Liebesenergie ist es auch, die einen Menschen offen für intuitive Erkenntnisse und übersinnliche Wahrnehmungen macht. Wir sprechen dann vom Licht der Seele. Physikalisch nachweisbar und messbar ist dieses Licht anhand des Bioplasmas – der Biophotonenkonzentration im Körper eines Menschen. Wenn die Seele heil ist, so leuchtet sie gleichsam. Man kann es auch das innere Licht nennen. Wird die Seele jedoch krank, ist ihr innerer Zusammenhalt nicht mehr unterstützt – denn die Seele wird ja dadurch zusammengehalten, dass Essenzelektronen Photonen untereinander austauschen. Wenn dieses Feld schwach wird, dann fühlt sich die Seele in ihrer Integrität gefährdet, dann wird sie müde, krank, depressiv.

Ererbte Traumata

Was ich soeben beschrieben habe, mag Sie überraschen. Und Sie werden sich fragen, welche Schlüsse Sie daraus ziehen könnten. Nun, Sie wissen bereits, dass das Bewusstsein in das energetische Zusammenspiel der Elektronen steuernd eingreifen kann. Deshalb kann ein hoch entwickeltes Bewusstsein auch eine erkrankte Seele aufrichten, sie aus der Schwärze und Lichtlosigkeit herausführen und dauerhaft erstrahlen lassen. Diese Zusammenhänge sind bisher wenig bekannt, weil die quantenphysikalische Erforschung der Seele ein noch junges Gebiet ist. Es erweitert sich ständig, und so kann es auch erst seit Kurzem für den an Burn-out erkrankten Menschen neue Perspektiven der Heilung aufzeigen. Vor allem aber konfrontiert die Quantenheilung den vom Burn-out erschöpften Menschen mit einem völlig neuartigen Lebenskonzept, das seine spirituellen Bedürfnisse achtet und ihn in eine sinnstiftende Struktur einbettet. Das unterscheidet die Quantenheilung von allen anderen therapeutischen Methoden und gibt dem Ausgebrannten die Chance, aus sich selbst heraus zu gesunden und sein inneres Licht zu entzünden.

Dabei überschreiten die naturwissenschaftlichen Erkenntnisse bei Weitem den Rahmen therapeutischer Konzepte, wie sie durch Psychologie, Psychotherapie und Psychoanalyse vorgegeben sind. Stattdessen wird der Mensch als Ganzes betrachtet, als energetisches Informationssystem. Auf diese Weise ist es möglich, heilende Prozesse in Gang zu setzen, die auch auf allen Ebenen wirken und sich nicht nur im engeren Sinne auf die Seele beschränken. Schon allein der Begriff der Seele verrät den ganzheitlichen Ansatz. Sie auf die Psyche zu reduzieren würde zu kurz greifen, weil der Terminus in der Psychoanalyse immer nur als individuelle Einheit gedacht ist, erklärbar allein aus der Lebensgeschichte des Einzelnen. Da wir aber qua Elektronen ein seelisches Erbe in uns tragen und mit höheren Energien in Kontakt treten können, wäre eine Reduktion der Seele auf die Psyche verfehlt. Lassen Sie mich im Folgenden zunächst die entscheidenden Unterschiede erläutern.

Seit der Begründung der Psychoanalyse durch Sigmund Freud hat sich ein weit verzweigtes Theoriesystem entwickelt, um dem Wesen der Seele und ihren Erkrankungen näherzukommen. Gegenstand dieser Theorien ist die Psyche als System von Gedanken und Gefühlen – während wir in der Quantentheorie die Gedanken im Geist verorten. Der Neurologe Freud wollte das Geheimnis der Psyche enträtseln, indem er die Dynamik des Unbewussten in den Blick nahm. Freud geht also von einer Aufspaltung der Seele in Bewusstsein und Unterbewusstsein aus, eine Unterscheidung, die sich als äußerst fruchtbar erweisen sollte.

Freuds Strukturmodell der Psyche nimmt eine weitere Differenzierung vor, und zwar zwischen Ich, Über-Ich und Es. Das Ich verkörpert Selbstkontrolle im Sinne des Realitätsprinzips. Beeinflusst wird es einerseits vom Über-Ich, der inneren Instanz, die Werte und Normen vorgibt, sowie vom Es, das für das Lustprinzip und triebhafte Bedürfnisse steht. Es und Über-Ich konkurrieren in Freuds Modell permanent um die Vormachtstellung, was der Mensch als inneren Konflikt erlebt. Während das Es beispielsweise eine lustbetonte Pause mit köstlichem Essen und einem entspannenden Schaumbad fordert, sorgt das Über-Ich dafür, dass jemand dennoch an seinem Platz im Büro bleibt und seine Arbeit erledigt. Heute stellen sich die Dinge etwas anders dar. Wie bereits erwähnt, wissen wir, dass die Selbstkontrolle hirnphysiologisch in einem Areal verortet ist, wo sich das Arbeitsgedächtnis befindet, das bei Überlastung keine Kontrolle mehr übernehmen kann.

Was Freuds Ansatz zunächst revolutionär wirken ließ, war die Erkundung des Unterbewusstseins. Die darauf fußende psychoanalytische Methodik schien sich bestens dafür zu eignen, unbewussten, oft frühkindlichen Verletzungen nachzuspüren. Freud wollte sie sichtbar machen und auflösen, indem er ihren Einfluss auf das aktuelle Empfinden und Handeln freilegte. Sein methodisches Konzept umfasst bekanntlich mehrere Sitzungen pro Woche, bei denen der Klient in Gegenwart des Psychoanalytikers mittels freier Assoziation alles anspricht, was ihn gerade bewegt – seien es Gedanken, Gefühle oder Erinnerungen. Die Aufgabe des Analytikers besteht darin, seinen Klienten behutsam zu Deutungen zu bringen, damit er den Ursachen seiner Leiden auf den Grund gehen kann. Es soll eine Veränderung der Persönlichkeitsstruktur eingeleitet werden, indem negativ wirkende emotionale Konditionierungen bewusst werden und ihre Macht verlieren.

Viele von Freuds Erkenntnissen sind hilfreich, besonders, was den Begriff der Verdrängung betrifft. Damit ist eine Abwehrreaktion auf erlittene Erfahrungen gemeint. Sie gelangen nicht ins Bewusstsein, sondern werden im Unterbewusstsein abgelegt, von wo aus sie gleichwohl unbemerkt auf das Bewusstsein einwirken. Neurosen, Hysterie oder Phobien konnten so plausibel erklärt werden. Die Heilerfolge der Psychoanalyse bleiben allerdings oft unbefriedigend. Viele Patienten, die diesen Weg beschreiten, sind über Jahre an ihren Analytiker gebunden, ohne sich wesentlich besser zu fühlen. Und obwohl es das erklärte Ziel der Psychoanalyse ist, mehr als rationale Einsichten anzustoßen, ist der Verstand doch stets beteiligt bei den Gesprächen. Es liegt schließlich auf der Hand, dass jede Assoziation eines gefesselten Geistes und einer verletzten Seele vom Verstand gebändigt wird, also der Kontrolle der Gedanken unterliegt. Die aber, das wurde bereits deutlich, sind oft fremdbestimmt und unterliegen genau jenen Zwängen, unter denen die Seele leidet.

Insofern verharrt die Psychoanalyse oft an der Oberfläche, die sie doch gerade zu durchdringen versucht. Zu stark ist häufig die seelische Abwehr, mit der neuralgische Themen umgangen werden. Solche Abwehrmechanismen sind in der Psychoanalyse zwar erstmals thematisiert worden, denn Freud erkannte, dass eine verletzte Seele neuen Schmerz vermeiden möchte und daher eine bewusste Auseinandersetzung mit seelischen Wunden, Wut und Schuldgefühlen umgeht. Doch trotz dieses Wissens ist die Angst der Klienten häufig zu groß. Selbst im Schutzraum einer Analysesituation wagen sie nicht immer, sich diesen starken Gefühlen zu stellen, und weichen auf die Gedankenebene aus – was auch im Kontext eines Burn-outs die Regel ist. Hier hatten wir bereits gesehen, dass die Intellektualisierung eine Verdrängungsleistung sein kann. Probleme werden dann auf der Verstandesebene abgehandelt, aber nicht wirklich zugelassen, Konflikte werden rational »wegreflektiert«, statt sie auszuleben und zu lösen.

Mit der quantenphysikalischen Definition der Seele konnten zwei Fortschritte erzielt werden. Zum einen erlaubt sie eine verfeinerte Diagnostik, weil man nun Lichtqualitäten abfragt, in Abhängigkeit von der Intensität des Austauschs zwischen Essenzelektronen. Zum anderen ist die Erkenntnis, dass jede einzelne Seele überpersonale, ererbte Eigenschaften hat, ein völlig neuer Schlüssel zur Heilung. Nicht nur die momentane Situation oder Erlebnisse aus der Kindheit sind es, die einen Menschen seelisch blockieren können, sondern auch die ererbten Schichten, wie sie im Gedächtnis der Essenzelektronen gespeichert vorliegen. Der Begriff der Vererbung beschränkt sich dabei nicht nur auf die genetischen Komponenten der Eltern und deren Vorfahren, sondern auch auf Informationen in den Essenzelektronen, die die unsterbliche Seele eines Individuums bilden und in eine neue Verkörperung mitgebracht werden. Damit erhält man Zugang zu Methoden, die über das Bewusstsein, unterstützt durch Körperübungen, die Aktivität der Elektronen verstärkt. Denn die negativen Prozesse unterbrochener Informationsflüsse, die zur buchstäblichen Verdunkelung der Seele führen, sind nicht irreversibel. Wenn wir um diese Vorgänge wissen, können wir aktiv in sie eingreifen und die unterbundenen Informations- und Energieflüsse wieder anregen.

Das geschieht schon allein dadurch, dass wir uns etwa in der Meditation bewusst darum bemühen, alte innerseelische Bilder und Gefühle zum Vorschein zu bringen. Eine Methode dafür ist die Spiegelmeditation. Dabei setzt man sich bei gedämpftem Licht aufrecht hin und betrachtet sein Spiegelbild. Sobald man für längere Zeit einen bestimmten Punkt des Gesichts im Spiegel fixiert, passiert etwas Seltsames: Es ist, als ob man mitten hinein in seine Seele schaut. Vielleicht sieht man sogar ein ganz anderes Gesicht und erschrickt, weil diese eigentümliche Begegnung mit der Seele Unbekanntes zutage fördert. Emotionale Schauer können uns überlaufen, ein Prickeln wird auf der Haut spürbar – das Zeichen für heilende Einsichten. In diesem Moment werden wir durchströmt von energetischen Informationsflüssen: Die körpereigenen Essenzelektronen tauschen Lichtteilchen miteinander aus, und zuvor unbewusste Informationen gehen auf die Gesamtheit der Körperelektronen über.

Ausschlaggebend für den Erfolg dieser Methode ist es, dass sie ohne Sprache und ohne Gedanken auskommt. Sobald wir nämlich etwas verbalisieren – wie es in der Psychoanalyse geschieht –, werden wir wieder auf bekannte Strukturen und Denkmodelle zurückgeworfen. Wir suchen nach Worten für das eigentlich Unsagbare, wir überlegen schon, während wir noch an einer Formulierung feilen, wie wir das Erfahrene jemandem übermitteln können. Mit anderen Worten: Die Subjektivität des Erlebten verschwindet in der Objektivität der Sprache. Und schon hat jene Wirklichkeit wieder Besitz von uns ergriffen, die uns überfremdet und unfrei gemacht hat. Daher bieten meditative Praktiken einen Freiraum, in dem allein die Sprache der Seele vorherrscht, ohne Begriffe und ohne Begründungen.

Gerade bei Burn-out-Patienten habe ich sehr gute Erfahrungen mit der Spiegelmeditation gemacht. Oft sind sie erschüttert, welche Gefühle und Traumata tief in ihrem Unbewussten geschlummert haben, seit Jahren verdrängt und beiseitegeschoben. Manche brechen in Tränen aus, weil sie schlicht überwältigt sind. Oft träumen sie im Anschluss intensiv, und weitere verkapselte Erfahrungen brechen hervor. Bewährt hat sich hier ein Traumtagebuch, das stets neben dem Bett liegen sollte. So kann die Verarbeitung im Wachbewusstsein fortgesetzt werden, und mit der Zeit fügen sich die vielen Informationssplitter zu einem Seelenmosaik zusammen. Dadurch erhalten wir einen Überblick über unsere Seelengeschichte – über die unseres aktuellen Lebens und auch über jene, die wir ererbt haben. Sobald wir darum wissen, sobald also die Informationen zirkulieren, können wir Traumata auflösen und ausleiten. Aber was sind überhaupt Traumata?

Wiederkehrende Altlasten

Das Wort Trauma stammt aus dem Griechischen und bedeutet wörtlich übersetzt Wunde. In der Psychoanalyse wird es entsprechend als Begriff verwendet, um seelische Verletzungen zu kennzeichnen. Traumata werden durch extrem belastende Erlebnisse ausgelöst, etwa durch Unfälle, Missbrauch oder Gewaltverbrechen. Der seelische Stress dieser Auslöser wirkt fortan weiter und erzeugt vielfältige Symptome. Oft ist die gesamte Emotionalität gestört, da der Betroffene immer auf der Hut ist und neue Begegnungen mit diesen Themen vermeiden will. Zu den weiteren Symptomen gehören Gedankenblockaden, Konzentrationsschwierigkeiten, Angststörungen und unterdrückte Wut. Spätestens jetzt sollte uns etwas auffallen: All diese Symptome kennen wir, und zwar als Zeichen eines beginnenden Burn-outs.

Die meisten Menschen, die von einem Burn-out betroffen sind, würden weit von sich weisen, dass sie traumatisiert sein könnten. Sie würden sich auch nicht als psychisch krank bezeichnen. In der Regel schildern sie sich als Menschen, die früher glücklich und ausgeglichen waren und lediglich an aktueller Überarbeitung und Überforderung leiden. So rationalisieren sie ihre Situation und führen zahlreiche vernünftig klingende Gründe an, warum sie den Anforderungen nicht mehr gewachsen sind. Doch wie der Sportpsychologe Jürgen Lohr sagte, sind nicht die Ereignisse das Problem, sondern die Bedeutung, die wir ihnen beimessen. Dass wir uns von Ereignissen überwältigen und regelrecht lähmen lassen, sei es nun das Überhandnehmen von digitalem Multitasking oder eine Mobbingattacke, weist oft auf eine Hintergrundproblematik hin, die allein in unserer Seele und den darin verborgenen Traumata begründet ist.

An dieser Stelle möchte ich etwas Wichtiges betonen: Ein Trauma ist nicht gleichbedeutend mit einer psychischen Krankheit. Von dieser Vorstellung sollten wir uns befreien. Vielmehr handelt es sich beim Trauma um eine seelische Altlast. Meist können wir diese belastenden Schichten nicht freilegen, weil wir uns nicht an sie erinnern – weder an frühkindliche Erfahrungen noch an solche, die in unseren unsterblichen Elektronen gespeichert sind. Mit dem Verstand dringen wir nicht in diese Bereiche vor, wohl aber mit einem erwachten Bewusstsein. Durch spirituelle Transformationsmethoden können wir den Essenzelektronen unserer Seele ihre abgespeicherten Informationen entlocken und dem Bewusstsein zugänglich machen.

Bei der Rückerinnerung an frühere Verkörperungen geht es nicht unbedingt darum, sich als berühmte historische Person wiederzuentdecken oder irgendwelche belanglosen Details aus dem unerschöpflichen Informationsreservoir der Essenzelektronen hervorzuholen. Vielmehr ist es von Bedeutung, sich sein seelisches Potenzial zu erschließen und sich traumatischer Erfahrungen aus früheren Verkörperungen wieder bewusst zu werden, die unsere Seele in Dunkelheit hüllen und uns daran hindern, unser volles Glückspotenzial, also das Licht unserer Seele zu entfalten. Denn traumatische Erfahrungen aus früheren Verkörperungen blockieren uns genauso wie vergleichbare Erfahrungen aus dem momentanen Leben. Dann ist es so, als schleppten wir eine schwere Bürde mit uns herum, die uns an freier Bewegung hindert.

Warum nun sollte uns interessieren, was einst war, lange vor unserer jetzigen Existenz? Kann nicht jeder aus seinem Leben etwas unverwechselbar Neues machen? Die Antwort fällt positiv aus, doch nur unter der Voraussetzung, dass wir durch Bewusstseinsarbeit die alten Traumata erkennen. Während wir nämlich meinen, alles zum ersten Mal zu tun, folgen wir in Wirklichkeit alten Mustern aus früheren Leben. Wie wir uns in Beziehungen verhalten – oft widersprüchlich oder von Bindungsangst gehemmt –, wie wir mit Arbeitsbelastungen umgehen – manchmal vollkommen hilflos oder sogar panisch –: All das entspringt zumeist nicht unserer individuellen Biografie, sondern ererbten Konditionierungen. Was in den Gedächtnisspeichern unserer seelischen Essenzelektronen als Lichtmuster abgelegt ist, kommt wieder kraftvoll zum Vorschein. Mit dem Verstand erkennen wir das nicht, denn auch der Geist unterliegt den Wechselwirkungsmechanismen zwischen uralten Elektronen und der aktuellen Manifestation.

Betrachtet man nun die karmische Ebene, geht daraus das Konzept der Reinkarnation hervor. Und in der Tat sind wir älter als die physische Repräsentanz dessen, was uns aktuell ausmacht. Wir sind verbunden mit allem, was bisher existierte, weil unsere Elektronen Informationsträger sind. Sie bleiben als Essenzelektronen in der Gemeinschaft zusammen und bilden die Seele. Alle Erfahrungen und Erlebnisse werden als Information und Energie in der Reinkarnation wieder abgestrahlt. Deshalb knüpfen wir, oft unbemerkt, an frühere Existenzen an. Durch spezifische Felder steuern wir beispielsweise wieder auf Menschen zu, mit denen wir vertraut sind oder mit denen wir etwas zu klären haben. Oder wir reagieren auf Belastungen mit Verhaltensweisen, die uns selbst unerklärlich sind. »Ich verstehe mich selbst nicht mehr«, sagt der Betroffene dann und verzweifelt daran, dass er rational zwar erkennt, welche Fehler er macht, sie aber geradezu zwanghaft wiederholt. Sehr wahrscheinlich handelt es sich dann um übernommene Traumata.

Es erfordert einigen Mut, sich den seelischen Altlasten zu öffnen. Unheimliches und Bedrohliches kann aufscheinen, Ängste können wieder wach werden, von denen wir nichts ahnten. Doch das ist ein gutes Zeichen, ein Signal dafür, dass die Grenze zwischen Bewusstsein und Unterbewusstsein geöffnet wurde. Bei der ersten Spiegelmeditation etwa lief mir ein Schauer über den Rücken. Und das geschah nicht von ungefähr.

An der Wirbelsäule entlang verläuft der wichtigste Strang des zentralen Nervensystems, der das Gehirn mit allen Zonen des Körpers verbindet und besonders reich an Essenzelektronen ist. Der Schauer und die Empfindung von etwas Unheimlichen ist nichts anderes als der Informationsfluss, der durch die Meditation wieder in Gang gesetzt wird. Alles, was vorher nur in den Essenzelektronen gespeichert war, teilt sich nun dem gesamten Körper mit, und das ist deutlich spürbar. Zugleich mit den intensiven Informationsflüssen erhöht sich das Bioplasma, und wir beginnen wieder zu leuchten – auch das Licht der Seele flackert auf und wird strahlend hell.

Wenn Sie sich dem Vergangenen stellen wollen, so bietet die Methode der Rückführung einen heilenden Transferraum

154

an. Bitten Sie eine Ihnen vertraute Person, Sie dabei zu begleiten. Zunächst sollten Sie sich in einen Zustand der Tiefenentspannung begeben, was einige Übung erfordert. Am Ende
dieses Kapitels gebe ich Ihnen genauere Hinweise dazu. Dann
können Sie mit der Innenschau beginnen und Sie gleiten tief
in Ihre Vergangenheit, in Ihre Kindheit, aber auch in frühere
Leben. Es ist gut möglich, dass Sie zunächst mit Todeserfah-
rungen konfrontiert werden, was erschreckend, ja, geradezu
schockierend sein kann. Aber durch die bewusste Verarbeitung alter Schockerfahrungen befreien Sie sich von karmi-
schen Belastungen, und Ihre Seele kann wieder atmen.

Verhaltensänderungen sind allerdings nicht über Nacht zu
erwarten. Machen Sie sich klar, dass Ihre Essenzelektronen
aufgrund ihrer Lernprozesse dazu neigen, Erfahrungen aus
der Vergangenheit auch im Hier und Jetzt zu manifestieren.
Wenn Sie aber erst einmal wissen, um welche Erfahrungen es
sich handelt, ist der Bann gebrochen. Sonst ticken die unbear-
beiteten Traumata wie eine Zeitbombe in Ihnen und explo-
dieren in Situationen, in denen Sie ohnehin unter hohen
Belastungen stehen, und es kommt zu einem dramatischen
Energieverlust, der im Burn-out mündet. Dann wiederholt
sich Ihr Schicksal, und Sie hängen weiterhin in der Endlos-
schleife von negativen Mustern, die sich tief in Ihr Elektro-
nengedächtnis eingeprägt haben.

Der Hyperraum

Die Beschäftigung mit dem Burn-out als Symptomhäufung
eines grundsätzlichen Energiemangels führt uns früher oder
später zu der Frage, woher wir neue Energien beziehen könnten. Ob es also Kraftquellen gibt, vielleicht sogar höhere
Kräfte, mit denen wir uns verbinden könnten, so wie es etwa
die Naturvölker in ihren Ritualen taten. Hier kommen wir

an einen Punkt, an dem wir die Bedeutung von Spiritualität noch einmal von einer anderen Seite her ergründen sollten. Echte Meister oder Erleuchtete verfügen offenbar über übersinnliche Kräfte, die aus höheren Dimensionen stammen. Ganz offensichtlich haben sie unmittelbar mit Lichtqualitäten zu tun, was sich unter anderem mit den antiken Vorstellungen von Lebenskraft deckt, aber auch mit der energetische Aura des »Lichtwesens« Mensch. Doch wo befinden sich diese höheren Dimensionen? Und lassen sie sich wissenschaftlich erklären?

Zu den treffenden Sprachbildern, die wir verwenden, gehört die Redewendung der Erleuchtung. Sie stellt sich in Zuständen reinen Bewusstseins ein und ist auf der Quantenebene exakt beschreibbar, denn wie wir bereits gesehen haben, entspricht die Ebene reinen Bewusstseins höchster gebündelter Energie. Dieser Zustand jenseits der Gedanken und Gefühle, wie er etwa in der Tiefenentspannung entsteht, verändert die Beschaffenheit der seelischen Essenzelektronen grundlegend. Dabei werden ihre inneren Lichtmuster so stark fokussiert, bis sie sich schließlich auflösen. Da aber eines der physikalischen Grundgesetze lautet, dass im Gesamtsystem nichts verloren geht, stellt sich die Frage, wohin diese Lichtmuster wandern. Seit den 1980er-Jahren nehme ich an, dass die in den Essenzelektronen enthaltene Photonenenergie sowie ihre Informationen in einen zunächst nur hypothetisch gedachten Raum gelangen, den Hyperraum.

Mit dem Begriff Hyperraum nähern wir uns einer komplexen physikalischen Theorie, die das Wissen um die Struktur des Universums und seiner Energieflüsse erweiterte. Die Annahme eines Hyperraums basiert auf der Beobachtung, dass – anders als in der traditionellen Teilchenphysik – die Basisbausteine des Universums keine nulldimensionalen, punktförmigen Objekte reiner Energie sein können, sondern schwingende vieldimensionale Objekte. In manchen physikalischen Theorien werden sie als Strings oder als Branen bezeichnet. Das ergab sich aus dem Verhalten der Elementarteilchen in bestimmten Versuchsanordnungen. Die Schwingungsstärke, auch als Frequenz bezeichnet, entspricht nach der Logik der Quantenmechanik einer bestimmten Energie.

Das machte eine neue Definition des Raums notwendig, in dem diese Prozesse stattfinden. Es wurde offenbar, dass die Welt, in der wir leben, Bestandteil eines größeren Ganzen sein muss, das weit über das bekannte Universum hinausreicht. Die neuere Quantenphysik konnte zweifelsfrei feststellen: Die äußere Raumzeit und damit das Universum, das wir kennen, ist nur ein kleiner Ausschnitt einer größeren Wirklichkeit. Ein neues Weltenmodell formte sich, in dem der Begriff des Raums eine Bedeutungserweiterung erfuhr. Physiker wie Burkhard Heim und Jean Émile Charon waren Pioniere auf diesem Forschungsgebiet. Sie öffneten den gedanklichen Horizont, indem sie neue physikalische Dimensionen in die Debatte brachten. Das sorgte für einige Diskussionen. Aber letztendlich finden wir heute keinen Physiker mehr – insbesondere in der Teilchenphysik –, der nicht erkannt hätte, dass es mehr als die lange angenommenen vier Dimensionen gibt.

Aus dem Physikunterricht erinnern Sie möglicherweise noch, dass wir klassischerweise von vier Dimensionen sprechen: Länge, Breite, Höhe und Zeit. Das ergibt drei Raumdimensionen sowie eine Zeitdimension, die seit Einstein zu einer festen Größe des Dimensionenmodells wurde. Daher spricht man auch von der Raumzeit. Um sie zu bestimmen, braucht man neben den drei Raumkoordinaten die Angabe eines Zeitpunkts. Mit der Weiterentwicklung der Quantenphysik wurde aber deutlich, dass auch diese vier Dimensionen nicht ausreichen, um das Verhalten von Elementarteilchen zu erklären. Immerhin folgen sie nicht den Gesetzen der einfachen Kausalität. Es musste also weit mehr Dimensionen geben, darüber war man sich einig.

Entsprechend wurden Modelle entwickelt, die weitere Universen und weitere Dimensionen einbezogen. Führende Wissenschaftler wie Stephen Hawking haben diese Erkenntnisse erstmals einer großen Leserschaft zugänglich gemacht. Eine von Hawking vertretene Variante der Stringtheorie, die unendlich viele parallele, ineinander verschränkte Universen annimmt, gehört zu den populären Forschungsergebnissen, die mehr und mehr Menschen fasziniert. Weniger bekannt ist die Entdeckung des sogenannten Hyperraums, der ein dem messbaren Universum übergeordneter Raum ist. Wir haben mittlerweile experimentelle Evidenz für die Existenz dieser multiplen Dimensionen, die streng genommen einen transdimensionalen Bereich darstellen, also einen Bereich, der sich außerhalb des von uns unmittelbar wahrnehmbaren Universums befindet.

Energietransfer aus dem Hyperraum

Über die Art und Weise, wie der Hyperraum physikalisch-mathematisch zu beschreiben ist, streiten sich noch die einen oder anderen Gruppen von Wissenschaftlern, über seine Existenz allerdings sind sich bereits viele im Klaren. Was das Thema Energie betrifft, so nimmt der Hyperraum eine Schlüsselposition ein, weil aus einer Hyperraumquelle Teilchen hervorgehen, die ins Universum dringen und auch die Erde erreichen. In der von mir vertretenen Urwort-Theorie bezeichne ich sie als Eta-Teilchen. Sie transportieren nicht nur große Energiemengen, sondern koppeln auch Photonen aus dem unendlichen Quantenmeer in den menschlichen Organismus ein. Dabei geschieht eine starke Aktivierung aller Lebensprozesse in den Zellen. Speziell im Nervengewebe bauen sich neue elektromagnetische Felder auf, die unsere Gedanken und Gefühle, vor allem aber unsere Glücksflamme bilden.

Mit diesem Phänomen beschäftige ich mich seit Langem und habe es sukzessive in das Konzept der Quantenheilung integriert. Denn wenn das reine Bewusstsein die Lichtmuster der Essenzelektronen in den Hyperraum übergehen lässt, können wir von einer Öffnung des Hier und Jetzt hin zu einer Energiequelle sprechen, die über ein immenses Potenzial verfügt. Der Hyperraum ist somit ein Bereich jenseits unseres Universums, der uns mit lebenswichtigen Energien und Informationen versorgt. Anhand eigener Forschungen konnte ich nachweisen, dass wir darüber hinaus die Möglichkeit haben, mit unserem Bewusstsein aktiv in höhere Raumdimensionen vorzudringen. Wir können also grundsätzlich mit spirituellen Fähigkeiten auf Hyperraumdimensionen Zugriff erhalten. Dabei können wir sogar Dinge schauen, die sich noch nicht auf der Erde manifestiert haben, die aber bereits im Hyperraum potenziell vorliegen.

Wie kann so etwas möglich sein? Wie kann sich der gerichtete Zeitpfeil umkehren, der uns eine strikte Chronologie der Ereignisse vorgibt? Im Hyperraum herrscht Zeitlosigkeit und deshalb Gleichzeitigkeit. Vergangenheit, Gegenwart und Zukunft verschmelzen. Geraten wir in Kontakt mit Eta-Teilchen, gilt die Zeitlosigkeit des Hyperraums auch für uns. Dies ist ein weiterer Grund, warum wir Seelenqualitäten früherer Leben übernehmen können, wie am Beispiel der kindlichen Hochbegabung demonstriert. In gewisser Hinsicht werden wir ja durch das determiniert, was wir als Elektronenwissen in uns tragen und was man als Karma, als schicksalsbildende Kräfte bezeichnet.

Mittels der uralten Elektronen, aus denen wir bestehen, sind wir das Produkt der Vergangenheit, aufgrund von Konditionierungen, die weit in frühere Leben und frühere Körper zurückreichen und als Informationen in unseren Elektronen gespeichert sind. Mittels des Hyperraums aber tragen wir auch Zukünftiges in uns, Informationen, die über die Gegenwart hinausweisen.

Treten wir einen Schritt zurück und betrachten uns als Teil eines Ganzen, dann erkennen wir, dass die gesamte Menschheit ein gewisses karmisches Momentum besitzt, das immer wieder zu bestimmten geschichtlichen Abläufen führt. Was uns jetzt bevorsteht – eine Transformation, die den Krisen folgen wird –, kann aus dem, was gewesen ist, zweifelsfrei prognostiziert werden. Man könnte auch von einer zyklischen Logik sprechen. Natürlich haben wir immer einen gewissen Gestaltungsfreiraum, völlig entziehen können wir uns aber dem Gesamtablauf des Ganzen nicht. Nur die Art, wie wir diese Prozesse individuell erleben und wie sie sich für uns auswirken, kann sehr unterschiedlich sein.

Um den Hyperraum und seine Bedeutung für unser Energiesystem näher zu erläutern, komme ich noch einmal auf das Dimensionenmodell zurück. Einige Modelle der avancierten Physik gehen heute von einer zwölfdimensionalen Welt aus, in der die oberen vier Dimensionen den Hyperraum bilden. Burkhard Heim stellte fest, dass es sich dabei um hochsymmetrische, zeitlose Strukturen handelt. Über informatorische Koordinaten, so Heim, greifen sie in jedem beliebigen Zeitschnitt in den räumlichen Kosmos ein, unabhängig davon, ob dies in der Vergangenheit, der Gegenwart oder der Zukunft des Menschen geschieht.

Laut Heim lassen sich daraus das Bewusstsein beschreibende Prozesse ableiten. Durch interaktiven, wechselwirkungsbedingten Informationsaustausch lassen sich erlebte Erfahrungen als Erlebnisqualitäten in den jeweiligen Partialstrukturen eines Strukturraums und Informationsraums abspeichern. Da Elektronen stabile Teilchen mit prinzipiell unendlicher Lebensdauer sind, bleiben die gespeicherten Erlebnisqualitäten über den physischen Tod eines Menschen hinaus erhalten. So erhält die Unsterblichkeit der Seele erneut wissenschaftliche Evidenz. Der Hyperraum und die inneren Raumzeiten der Elektronen wären damit gleichsam ein universales Archiv sämtlicher Erfahrungen, die jemals auf der Erde und sonstwo im Universum und allen Paralleluniversen gemacht wurden und potenziell gemacht werden können. Wir können ihn uns bildlich vorstellen, als einen mehrdimensionalen Raum, der die äußere Raumzeit umhüllt.

Experimentell konnte die Existenz eines Hyperraums nachgewiesen werden, als man das merkwürdige Verhalten von Photonen beobachtete, die auf zunächst unerklärliche Weise miteinander kommunizierten. Bereits Einstein nannte dies anfangs eine »spukhafte Fernwirkung«. Fliegen nämlich zwei quantenmechanisch gekoppelte Photonen auseinander und fragt man eine physikalische Eigenschaft des einen Photons nach einer längeren Strecke ab, so verhält sich das andere Photon im gleichen Moment genauso wie jenes, das zuerst »gefragt« wurde. Verständlich wird dies nur, wenn man annimmt, dass die beiden Quantenobjekte über einen transdimensionalen Hyperraum miteinander verbunden sind.

Erleuchtung

Es klang bereits an, dass der Hyperraum unmittelbar mit Zuständen reinen Bewusstseins im Sinne der Erleuchtung in Zusammenhang steht. Diese These konnte ich erhärten, als ich mich eingehend mit dem Photonengas in der inneren Raumzeit der Elektronen beschäftigte. Es verhält sich so, dass die Energie in der inneren Raumzeit eines Elektrons auf zahlreiche einzelne Photonen verteilt ist, die in ihrer Gesamtheit die verschiedenen Lichtmuster – den Gedächtnisspeicher des Elektrons – bilden. Jedes Photon besitzt damit einen Bruchteil der Gesamtlichtenergie. Je regelloser und chaotischer diese innere Lichtenergie verteilt ist und je mehr Photonen sie tragen, desto schwächer ist die Frequenz der einzelnen Photonen. Mit der geistigen Entwicklung des Elektrons aber beginnt das innere Photonengas sich zu ordnen. Das heißt: Mit jeder Erfahrung, die das Elektron im Außenraum macht und die es mit anderen Elektronen austauscht, nimmt die Zahl der Lichtmuster im Inneren des Elektrons zu.

Was daraufhin passiert, eine Bündelung von Lichtmustern, die anschließend in den Hyperraum übergehen, führt uns zum Geheimnis der Erleuchtung. Der Hyperraum ist ein gedachter Ort, der mit Licht gefüllt ist, ein transdimensionaler, strahlender Bereich. Wie ist dieser Transfer möglich? Dafür müssen wir uns vor Augen führen, dass sich die Elektronen besonders auf jene Erfahrungen konzentrieren, die zu einer stärkeren Bündelung der inneren Lichtenergie führen. Dabei reduziert sich die Anzahl der zunächst regellos bewegten inneren Photonen. Da die Gesamtlichtenergie in jedem Elektron gleich bleibt, erhöht sich folgerichtig mit wachsender Ordnung die Frequenz der nun weniger werdenden Photonen.

Um sich diesen Vorgang besser vorstellen zu können, könnte man ihn mit einem System von Glühbirnen vergleichen, die mit einer bestimmten Menge Elektrizität zum Leuchten gebracht werden. Zunächst verteilt sich die Energiemenge auf viele schwache Glühbirnen, die wahllos im Raum verteilt sind. Anschließend aber benutzt man nur noch wenige, leuchtstarke Glühbirnen, die nun jeweils eine größere Energieportion erhalten und heller strahlen. Es findet also nach und nach eine Umverteilung von Energie statt – im Beispiel auf wenige, umso heller leuchtende Glühbirnen, in der quantenphysikalischen Wirklichkeit auf wenige, aber umso energiereichere Photonen.

Bei fortschreitender Bündelung bis zu einem maximalen Wert wird eine vollständige Lichtpyramide in der inneren Raumzeit des Elektrons errichtet. Innerhalb der Lichtwolke des Elektrons bleiben alle Informationen gespeichert, Lichtmuster sowohl niedriger und als auch höherer Frequenz, die sich hierarchisch ordnen. Währenddessen muss das Elektron ständig mit anderen Elektronen die entsprechenden Lichtmuster und Photonen austauschen, denn nur durch Erfahrungen mit anderen Elektronen kann es sich entwickeln. So erhöht sich die innere Photonenfrequenz. Wird die gesamte Energie auf ein Superlichtteilchen gebündelt, so ist das Photonengas in Resonanz mit der Pulsation der inneren Raumzeit – und zugleich mit dem Gravitationsfeld des Elektrons.

Das Interessante ist, dass sich aufgrund dieses Prozesses die raumzeitliche Struktur des Elektrons auflöst. Es bleibt nur noch der hoch gebündelte Photonengaszustand übrig, der in den Hyperraum übergeht. Diese Resonanzbedingung liefert den entscheidenden Hinweis auf den Ausgang aus der Welt der Materie und der Welt von Raum und Zeit. Alles mündet in den mit Licht gefüllten Hyperraum. Und genau hier haben wir das Rätsel der Erleuchtung gelöst, wie sie Mystiker und spirituelle Weisheitslehren seit Jahrtausenden verkünden. Reines Bewusstsein ist, physikalisch definiert, höchste, reine Schwingung, eine maximale Bündelung von Lichtenergie in den Elektronen unserer Seele. Mit anderen Worten: Erleuchtung.

Wir können also aufgrund des modernen physikalischen Wissens feststellen, dass Erleuchtung mehr ist als eine Metapher. Sie hängt mit den Energien des Hyperraums zusammen, in dem einerseits die maximal gebündelte Lichtenergie des Photonengases gespeichert wird, von wo aber auch umgekehrt spezifische, mit hoher Energie aufgeladene Teilchen in unsere Welt gelangen. Da wir uns hier in einem Feld aufhalten, in dem Geist und Materie untrennbar verbunden sind, habe ich eine neue Begrifflichkeit geprägt: ELI. Die Abkürzung bedeutet Energie, Liebe und Information. Weil der Hyperraum punktsymmetrisch angeordnet ist, können wir in ihm den Ursprung und die Quelle aller Energie erkennen – und überhaupt die Quelle von allem, was ist. Wir werden nicht umhinkommen, in diesem Kontext von Gott zu sprechen, als einem starken Schöpfergott, der oberhalb von Raum und Zeit steht.

Der Erleuchtete lebt in dem Bewusstsein, dass seine Existenz räumlich und zeitlich unbegrenzt ist. Durch seine gesteigerten Wahrnehmungsmöglichkeiten ist er sich der Verbindung mit allem Seienden bewusst. Das betrifft auch Bereiche, die wir im Alltagsleben ausgrenzen. Für den Erleuchteten ist es beispielsweise selbstverständlich, dass er auch Jenseitszonen und die Seelen von Verstorbenen wahrnehmen kann. Erklärbar ist dies durch seine Anbindung an den Hyperraum. Von dem Moment an, in dem er erleuchtet wird und gleichsam den inneren Lichtbogen entzündet, öffnen ihm die Essenzelektronen im Scheitelzentrum den Zugang zum Hyperraum. Daraufhin breitet sich in seinem Körper eine ungeheuer starke Welle reinen Bewusstseins aus. Alles, was ihm begegnet, kann er nun mit seinem Bewusstsein durchdringen.

Dabei lösen sich alle bekannten Grenzen auf, die wir gemeinhin zwischen Subjekt und Objekt, zwischen Ich und Du ziehen. Trennende Kategorien dieser Art verlieren ihren Sinn, weil sich der Erleuchtete als Teil eines Ganzen erfährt. Das ist reine Liebesenergie. Letztlich sind die vertrauten Grenzziehungen immer ein Zeichen dafür, dass Liebe fehlt. Umgekehrt erlaubt die Liebesenergie des reinen Bewusstseins Verschmelzungsprozesse ungeahnten Ausmaßes. Es ist das, was wir eigentlich mit Empathie meinen – sich in jemand anderen hineinzuversetzen. Der Erleuchtete ist alles und in allem. Er hat die Empfindung der Einheit und Verbundenheit mit allen Geschöpfen und allen Universen.

An der energetischen Ursprungsquelle

Vom Zeitpunkt der Erleuchtung an besteht ein hochenergetischer Anschluss an den Hyperraum. Sehr viele Eta-Teilchen können sich am Scheitelchakra verwirbeln, und dem Erleuchteten wird dadurch ein absolutes Glücksgefühl zuteil. Es ist der Glücksstrom hoch konzentrierten Bioplasmas. Und doch wartet noch eine weitere Phase auf den Suchenden. Denn nun entscheidet sich, ob er lediglich mit dem Bewusstsein an den Hyperraum anschließt oder ob er auch seinen Körper dorthin mitnehmen kann. Abhängig ist diese Prozess davon, wie konsequent sich der Erleuchtete den Größen Energie, Licht und Information zuwendet, die als ELI im Hyperraum vorhanden sind.

Es ist sehr wohl möglich, mit der Seele den physischen Körper zu verlassen, wie nicht zuletzt die Nahtoderfahrungen zeigen. Menschen, die klinisch bereits tot waren und anschließend reanimiert wurden, berichten einhellig über außerkörperliche Erfahrungen, die sogenannte Exkorporation. In ihren Erzählungen schwebten sie über ihrem leblosen Körper, konnten alles sehen und hören, was am Krankenbett geschah, waren aber lediglich teilnahmslose, übrigens auch angstfreie Beobachter – reines Bewusstsein. Aus spirituellen Erfahrungen sind uns ebenfalls solche Schilderungen bekannt.

Am Beispiel des Lebens von Jesus Christus können die verschiedenen Erleuchtungsgrade anschaulich nachvollzogen werden. Sie reichen von der seelischen Erleuchtung über die Auferstehung bis zur Himmelfahrt als Transformation in den Hyperraum. Das heißt, dass die Anbindung an den Hyperraum die Chronologie von Werden und Vergehen hinfällig macht. Dies ist das Geheimnis der Unsterblichkeit. Sie ist der Zustand finaler Erlösung, befreit vom erdenschweren Dasein. Dabei transformiert sich der gesamte physische Körper zu einem reinen Lichtkörper, dem alle transdimensionalen Bereiche einschließlich des Hyperraums zugänglich werden und der nicht mehr an unsere vertraute Raumzeit, unser Universum, gebunden ist.

Fassen wir noch einmal zusammen, welche grundlegenden Erkenntnisse uns die Quantenphysik bei Erschöpfungszuständen wie dem Burn-out übermittelt. Kurz gesagt, leidet der ausgebrannte Mensch an Energiemangel, was sich in abgeschwächten Lichtqualitäten seiner Elektronenaktivität äußert. Dieser Energiemangel wird einerseits durch eine Lebensweise hervorgerufen, die ihm Energie entzieht, andererseits durch das fehlende Bewusstsein, dessen steuernde Kraft benötigt wird, um das energetische System aufrechtzuerhalten und seelische Altlasten aufzulösen. Im Zustand der Erleuchtung jedoch geraten wir in Kontakt zu höheren Dimensionen und sind auf allen Ebenen unseres Organismus von Lichtenergie erhellt.

Der Kulminationspunkt universaler Erleuchtung ist ein Maximum, das bisher nur wenige erlangten. Doch allein schon die Vorstellung dieser Möglichkeit öffnet unser Bewusstsein für neue Seinssphären, denn was wir für möglich halten, kann Wirklichkeit werden, ist sogar schon die erste Stufe der faktischen Verwirklichung. Auch dann, wenn wir dieses Stadium nicht so bald erreichen sollten, werden wir auf dem Weg dorthin eine wahrhaft göttliche Energiequelle erschließen können, die uns auf ungekannte Weise mit Kraft und Stärke ausstattet und eine umfassende spirituelle Transformation in Gang setzt.

Dafür müssen wir wissen, dass die Eta-Teilchen des Hyperraums gleichsam auf uns herabregnen, uns durchdringen und sich weiter in Richtung Erdmittelpunkt bewegen. Einige von ihnen prallen jedoch an den Atomen unseres Körpers ab und werden zum Hyperraum zurückreflektiert. Dadurch vermitteln sie die Gravitation. Sie transportieren nicht nur Energie, sondern auch Information von uns aus in den Hyperraum – zu ELI. Daher heißt es trefflich: Der liebe Gott im Himmel sieht alles und hört alles. Einige weitere Eta-Teilchen werden nicht an unserer Körpermaterie reflektiert, sie verwirbeln stattdessen an ringförmigen Molekülstrukturen, wie sie etwa in den Nukleinbasenbrücken unserer DNA vorliegen. Dabei koppeln sie neue Photonen in unseren Organismus ein, was zu einer Aktivierung aller Lebensprozesse führt.

Sie selbst können sich empfänglich für solche Eta-Teilchen machen, durch eine bestimmte Meditationsübung, mit der Sie sich diesen Teilchen öffnen. Auf diese Weise heben Sie nicht nur Ihren Vitalitätslevel, sondern fördern auch die Weiterentwicklung Ihres Bewusstseins. Die Übung stellt Sie sozusagen auf Empfang. Es ist, als ob Sie eine Antenne bilden, mit der Sie Eta-Teilchen auffangen.

Eta-Energie empfangen

Der griechische Buchstabe Eta hat die Form des Buchstabens H. Daher formen wir diesen Buchstaben in der Übung körperlich nach.

- Es kommt darauf an, dass Sie sich entspannt hinstellen, die Füße im Abstand von etwa 30 Zentimetern parallel gestellt. Nun richten Sie Ihre Arme nach oben und drehen auch Ihre Handflächen nach oben, ebenfalls etwa 30 Zentimeter voneinander entfernt.
- Schließen Sie die Augen und atmen Sie tief und regelmäßig. Daraufhin fließt die Eta-Energie des Hyperraums direkt in Sie hinein, und Sie laden sich mit dieser göttlichen Kraft auf.

Was Sie dabei empfinden werden, ist ein ungeheurer Energiestrom, der Sie durchfließt. Sie erhalten zusätzlich Photonen, die speziell im Nervengewebe für die Generierung elektromagnetischer Felder sorgen und das Licht Ihrer Seele sowie Ihre innere Glücksflamme entzünden. Falls Sie diese Übung täglich wiederholen, werden Sie auf Dauer mit dieser besonderen Energieform versorgt.

Sobald Sie dann auf dem Weg der Transformation weiter fortgeschritten sind und sich damit dem Zustand der Erleuchtung nähern, haben Sie eine permanente Anbindung an den Hyperraum erreicht. Dann richtet sich in Ihren Elektronen eine Lichtpyramide aller Photonenfrequenzen auf, und es entsteht eine Resonanz mit der inneren Raumzeit des Elektrons. Dadurch kann die in der inneren Raumzeit eingeschlossene Photonengasenergie einschließlich der in ihr gespeicherten Lichtmuster in den Hyperraum eingehen. Mit anderen Worten: Von nun an besteht ein irreversibler, hochenergetischer Anschluss an den Hyperraum.

ÜBUNG 4: Rückführung

Diese Übung ist sehr anspruchsvoll und erfordert einige Vertrautheit mit der Meditation. Sie sollten sich daher vorbereiten, indem Sie die Atemübung des ersten Kapitels und die stille Meditation des zweiten Kapitels ritualisieren und tief verinnerlichen. Vor allem die Tiefenentspannung sollte Ihnen gelingen. Sie folgt dem Ideal der Innenschau, die sich von allen äußeren Bedingungen löst.
Stellen Sie deshalb eine absolut ruhige Umgebung sicher, in der Sie nicht durch Störungen unterbrochen werden können. Sollten Sie diese Übung eine Weile durchführen, dann werden Sie nach und nach in die Lage versetzt, seelische Altlasten zu erkennen und auszuleiten.

Überspringen Sie auf keinen Fall die vorhergehende Tiefenentspannung, da sie eine wichtige Vorübung für jegliche Transformationsmethode ist.

In der Rückführung wird die Innenschau nun weiter intensiviert. Für diese Übung brauchen Sie definitiv einen Partner, dem Sie vertrauen. Seine Aufgabe ist es, Ihre Innenschau zu begleiten und Sie behutsam zu führen.
Bleiben Sie in der Haltung liegen, die Sie in der Tiefenentspannung eingenommen haben, und atmen Sie weiterhin tief und regelmäßig. Die begleitende Person stellt Ihnen jetzt Fragen. Sie können bei jeder Antwort so lange verweilen, wie Sie mögen. Sie können auch schweigen, dann sollten Sie etwa eine halbe Minute bis zur nächsten Frage warten. Die Fragen lauten:

- Erinnere dich an die zurückliegenden Ereignisse deines Lebens – was möchtest du mitteilen?
- Du befindest dich im Jetzt. Kannst du etwas wahrnehmen?
- Du bist jetzt 15 Jahre alt. Kannst du etwas wahrnehmen?
- Du bist jetzt zehn Jahre alt. Kannst du etwas wahrnehmen?
- Du bist jetzt fünf Jahre alt. Kannst du etwas wahrnehmen?
- Du bist jetzt ein Kleinkind. Kannst du etwas wahrnehmen?
- Du bist jetzt ein Baby. Kannst du etwas wahrnehmen?
- Du wirst jetzt geboren. Kannst du etwas wahrnehmen?
- Du bist jetzt im Bauch deiner Mutter. Kannst du etwas wahrnehmen?

Nicht auf jede Frage werden Sie sogleich eine Antwort haben. Das ist auch gar nicht nötig, weil Sie die Übung wiederholen werden und den Erinnerungsvorgang damit trainieren. Für die begleitende Person ist es wichtig, keine Bewertungen vorzunehmen, sondern das Erzählte lediglich mit Nachfragen zu erweitern. Kommen seelische Schmerzen und Ängste an die Oberfläche, sollte man die Übung keinesfalls abbrechen. Die begleitende Person kann aber auch hier unterstützend wirken und den Rückgeführten bitten, in seinen Schmerz hineinzuatmen und ihn schließlich loszulassen.

Es kommt zuweilen vor, dass im aktuellen Leben keine Traumata zutage kommen. Auf jeden Fall sollte man nun weiter zurückgehen. Die begleitende Person stellt weitere Fragen, und wieder sollte der Rückgeführte antworten oder eine halbminütige Pause verstreichen lassen:

- Jetzt schreiben wir das Jahr 1940. Kannst du etwas wahrnehmen?
- Jetzt ist es 1930. Kannst du etwas wahrnehmen?

Die Zeitsprünge kann man variieren. Prinzipiell kann man sogar Jahrtausende zurückreisen, in längst versunkene Kulturen. Auch kann man beispielsweise gezielt bestimmte Epochen oder Schauplätze aufsuchen:

- Jetzt sind wir im Jahr 1800. Kannst du etwas wahrnehmen?
- Jetzt sind wir im Jahr 1700. Kannst du etwas wahrnehmen?
- Jetzt sind wir im Jahr 1600. Kannst du etwas wahrnehmen?

Alle Erinnerungen, Bilder und Gefühle, die jetzt aufsteigen, sind wichtig. Keine dürfen verloren gehen, damit seelische Blockaden nachhaltig gelöst werden. Wenn dem Rückgeführten die Sprache versagt – aus den genannten Problemen der Verbalisierung von etwas Subjektivem –, reicht es auch aus, dass er sich all das Aufsteigende ganz bewusst vergegenwärtigt. Entscheidend ist an dieser Stelle, dass die rückgeführte Person sich an etwas erinnern kann, was nicht in der aktuellen Biografie stattgefunden hat.

Manchmal kann die rückgeführte Person körperliche Schmerzen lokalisieren. Sie erinnert sich beispielsweise daran, wie sie mit einem Messer erstochen wurde oder wie man sie enthauptet hat. Auch in diesen Schmerz sollte sie dann hineinatmen und ihn fortschreitend loslassen. Sie sollte ihren Gefühlen ungehemmten Lauf lassen, ob sie nun weinen oder schreien muss.

Um solche oft verwirrenden Erinnerungen näher einzugrenzen, kann die begleitende Person zunächst Trost spenden und dann nachfragen:

- Kannst du sehen, wo du jetzt bist?
- Kannst du den Ort beschreiben, wo du dich jetzt aufhältst?
- Kannst du Personen sehen, die bei dir sind?
- Wie bist du in diese Situation gekommen?

Nach maximal einer Stunde sollte man diese Übung beenden. Dafür bedarf es einer langsamen Rückkehr in die Gegenwart, die ebenfalls von der begleitenden Person geführt wird. Ein abrupter Abbruch der Übung wäre schädlich, weil der Zustand innerer seelischer Aufgewühltheit erst abklingen muss, bevor man in die momentane Wirklichkeit zurückkehrt.

So sanft und behutsam, wie wir uns den lange zurückliegenden Ereignissen angenähert haben, sollten wir sie auch wieder verlassen. Dabei setzt die begleitende Person an dem erreichten Zeitpunkt in der Vergangenheit an und bewegt sich schrittweise auf die Gegenwart zu. Zwischen den Sätzen sollte jeweils eine etwa zehnsekündige Pause liegen:

- Jetzt sind wir im Jahr 1600.
- Jetzt sind wir im Jahr 1700.
- Jetzt sind wir im Jahr 1800.
- Jetzt sind wir im Jahr 1900.
- Jetzt sind wir in deinem Geburtsjahr.
- Jetzt bist du im Bauch deiner Mutter.
- Jetzt wirst du geboren.
- Jetzt bist du ein Baby.
- Jetzt bist du ein Kleinkind.
- Jetzt bist du zehn Jahre alt.

- Jetzt bist du 20 Jahre alt.
- Jetzt bist du 30 Jahre alt.
- (... bis zum aktuellen Alter)
- Jetzt sind wir wieder in der Gegenwart. Du kannst deine Augen wieder öffnen.

Die rückgeführte Person sollte noch eine Weile entspannt liegen bleiben und das Erlebte auf sich wirken lassen. Dann kann sie aufstehen und wird eine Befreiung und ein Glücksgefühl spüren. In den kommenden Tagen und Wochen wird die Innenschau weiter fortwirken, weil die seelische Verarbeitung nun weitere Phasen des Bewusstwerdens durchläuft. Schmerzen und heftige Gefühle können wiederkehren, und auch in Träumen werden die Traumata weiter verarbeitet. Eine Transformation ist immer prozessual und nimmt daher einige Zeit in Anspruch. Durch Meditationsübungen wie Atemübungen und Tiefenentspannung wird der heilsame Vorgang weiter unterstützt.

5. KRAFTVOLL –
Quellen der Energie

Energiezentren

Die Frage, wie es zum Burn-out kommen kann, führte uns zur Betrachtung des gesamten Energiegeschehens, in das Körper, Geist und Seele eingebunden sind. Die Quintessenz der vorhergehenden Kapitel ist die Erkenntnis, dass Menschen, die sich nie mit der inneren Transformation ihrer Persönlichkeit befasst haben, sehr stark aus negativen Konditionierungen heraus denken, fühlen und handeln. Wenn sie nicht hinterfragen, welche Einstellungen und Werte bestimmend für sie sind, werden sie quasi von diesen Konditionierungen gelebt. Dann läuft ein destruktives Programm ab, das mit stetigen Energieverlusten einhergeht und auf allen Ebenen des Menschseins Defizite nach sich zieht. Die Vorstellung vieler an Burn-out Erkrankter, sie könnten nach einer Auszeit einfach so weitermachen wie zuvor, wird deshalb rasch zu erneutem Ausbrennen führen. Jeder Burn-out gleicht einem Weckruf. Er fordert den Betroffenen auf, sein Leben genau anzuschauen und von Grund auf zu verändern: sein Körpergefühl, seine seelische Balance, sein geistiges Potenzial.

Wenn ein an Burn-out leidender Mensch nicht nur überleben will, sondern seine Lebensqualität nachhaltig verbessern möchte, wird er nicht umhin kommen, sich völlig neu aufzustellen. Er ist aufgerufen, sich mit seinem übergeordneten Bezugssystem auseinanderzusetzen. Welche Prioritäten waren bisher für ihn entscheidend? Hat er Ziele? Erschöpfen diese sich in materiellen Dingen, oder gibt es jenseits der Jagd nach Erfolg und Status höhere Prinzipien? Erst dann, wenn wir unser Bewusstsein erwecken und verstehen, was unsere Lebenskraft ausmacht, sind wir so weit, an unermessliche Energiequellen zu gelangen. Die Quantenmedizin hält dafür eine Fülle von Angeboten bereit. Sie verhindern Energieverluste und ermöglichen es uns, jederzeit neue Energieressourcen zu bilden, körperlich, geistig und seelisch – bis zum Zustand höchster Erleuchtung.

Bewusstseinsübungen, deren Schwerpunkt auf der Aktivierung energetischer Basisprozesse liegt, haben sich hier als Königsweg erwiesen. Sie finden ihre Entsprechung in spirituellen Praktiken, da die Meditation wie auch die zugrunde liegenden Weltanschauungen von jeher Wirklichkeit als energetisches Geschehen auffassten. Diese Parallele lässt sich auf die naturgesetzliche Einheit von Geist und Materie zurückführen. Weise aller Kulturen hatten hoch entwickelte geistige und intuitive Fähigkeiten, mit denen sie im Buch der Natur lasen. Sie konnten ihre Erkenntnisse zwar nicht naturwissenschaftlich begründen, doch ihre Intuition führte sie äußerst präzise zu den richtigen Rückschlüssen auf Verhaltensmaximen, Körperarbeit und Bewusstseinstransformation. Sie wussten: Wir sind, was wir denken und fühlen. In unserem Wesenskern aber sind wir reines Bewusstsein, befreit von Konventionen und Konditionierungen. Und wir sind, im besten Fall, reine Energie. Es geht also darum, nicht nur Energieverluste zu verhindern, sondern einen nie versiegenden Energiestrom in uns auszulösen.

In diesem Kapitel liegt der Schwerpunkt daher auf dem übergreifenden Energiesystem, das im gesunden menschlichen Organismus wirkt. Je mehr wir darüber wissen, desto wirkungsvoller können wir unsere Kräfte erhalten und zu innerer Balance finden. Bereits in den ältesten spirituellen Zeugnissen finden sich Hinweise darauf, wie wir zu Vitalität und Widerstandskraft gelangen. Dabei stand stets die Einheit von Leben und transzendenten Strukturen im Blickpunkt. Der menschliche Körper wurde nicht als bloße materielle Hülle definiert, sondern als lebendiger Teil eines höheren Energiesystems.

Die chinesische Philosophie, die bis ins zweite Jahrtausend vor Christus zurückreicht, prägte in ihrem Ursprung die Vorstellung vom polaren Aufbau der Natur, und dem harmonischen Ausgleich dieser Polaritäten. Dieses Yin und Yang bezieht sich zum Beispiel auf die Polaritäten von männlich und weiblich, aktiv und passiv, nicht jedoch auf die Gegensätze von gut und böse, wie oft fälschlicherweise von manchen zur Rechtfertigung des Bösen behauptet wird. Damit war das erste energetische Grundgesetz formuliert.

Die indischen Weisheitslehren, wie sie in den Veden überliefert sind, bereicherten das spirituelle Wissen um Vorstellungen von Wiedergeburt, Karma und einer höheren göttlichen Instanz, die uns zu einem ethischen Leben verpflichtet. Auch in frühchristlichen Wurzeln war das Wissen über die Wiederverkörperung vorhanden, wurde jedoch in späteren Jahrhunderten durch Verfälschung der ursprünglichen Lehre verdrängt.

Die Annahme, dass diese Prinzipien wirksam seien, enthielt aber noch mehr: das Versprechen, dass wir uns von allem irdischen Ballast befreien können und in völliger Harmonie mit den Energien des Kosmos verschmelzen. Es gab also ein höheres Ziel, für das es sich zu lernen lohnte. Insofern war die Beschäftigung mit den alles durchfließenden Energien eine heilige Aufgabe, dazu erdacht, uns in die höchsten Freiheitsgrade zu geleiten.

Wie oben, so unten, lautet die Regel, die in vielen Philosophie- und Glaubensrichtungen ein verbindendes Element schafft. Wenn es universale Energiequellen gibt, den göttlichen Atem der Schöpfung, muss sich dies auch im einzelnen Menschen abbilden, so die Überzeugung. Daher kam man zu der Auffassung, gestützt durch Erfahrung und Beobachtung, dass im Menschen selbst Quellen existieren, aus denen die Energie frei heraussprudelt. Sowohl die traditionelle indische und chinesische Medizin, Aryuveda und TCM, sind von der Annahme solch eines subtilen Energiesystems geprägt. Es ist wie ein Netzwerk aufgebaut, in dem Energieknoten und Energiekanäle wirksam sind. Die Aufmerksamkeit richtet sich im Besonderen auf Bereiche, an denen sich die Lebensenergie konzentriert und die man in den östlichen Weisheitslehren übereinstimmend Chakren nennt.

Das Wort Chakra stammt aus dem Sanskrit. Wörtlich könnte man es mit einem sich drehenden Rad übersetzen. Das Bild demonstriert bereits, worum es geht, denn Chakren sind keine ruhenden Pole, sondern hochaktive Energiewirbel. Der tantrische Hinduismus und das tantrisch-buddhistische Vairayana verfeinerten diese Lehre und stellten ein System auf, das sieben Hauptchakren im Körper des Menschen festschreibt. Dies findet auch Entsprechungen in der jüdisch-christlichen Tradition bei den sieben Geistern Gottes und dem Leuchter mit den sieben Lichtern. Gemeinsam ist den verschiedenen Vorstellungen, dass physischer und feinstofflicher Körper in den Chakren Energien austauschen. Vernetzt sind die Chakren durch Energiebahnen, die als Akupunkturmeridiane bekannt sind.

In der traditionellen chinesischen Medizin geht man von zwölf Hauptmeridianen aus, die jeweils einem oder mehreren Organen zugeordnet sind. In ihnen fließt die Lebenskraft Qi, im Hinduismus Prana genannt. Um deren Flüsse zu unterstützen oder eventuelle Blockaden zu lösen, hat sich unter anderem die Akupunktur bewährt. Sie aktiviert frei fließendes Qi und fördert die allgemeine Vitalität. Während aber die Akupunktur streng genommen eine passive Therapie ist, können wir durch aktive Bewusstseinsübungen weit kraftvoller auf die Chakren einwirken.

Eine naturwissenschaftliche Beschreibung der Chakren und Akupunkturmeridiane und ihrer Energieflüsse ist durch die moderne Biophysik und Biophotonenforschung ermöglicht worden. An Akupunkturpunkten kann beispielsweise eine höhere elektrische Leitfähigkeit gemessen werden, weil dort die Biophotonenkonzentration größer ist als im umgebenden Gewebe.

Das Prinzip der Selbstheilung

Dieser Perspektivwechsel ist äußerst wichtig. Während viele heute ihr Wohl und Wehe an Ärzte delegieren und allein von ihnen Heilung erwarten – freilich, ohne ihre Lebensgewohnheiten zu ändern –, richtet die spirituelle Energiearbeit alle Fragen von Gesundheit und Krankheit an den Betroffenen selbst. Er ist kein passiver Patient, sondern wird zur Selbsthilfe ermutigt. Es ist eben kein Schicksal, ob man die eine oder andere Krankheit bekommt oder einen Unfall erleidet. Durch Bewusstwerden des gesamten inneren Energiepotenzials kann man vieles von dem vermeiden, was anderen Menschen als Schicksal widerfährt: weil man sich gar nicht erst durch unbewusste Handlungsweisen schädigt.

Deshalb sollten wir aufhören, Hilfe allein von Medizinern zu erwarten. Kein Arzt kann unsere Probleme lösen. Jeder Schmerz, jede Traurigkeit, jede geistige Überreizung sollte als Signal verstanden werden. Wir selbst tragen die Verantwortung, und dementsprechend ist Quantenheilung zugleich Selbstheilung. Das Tor ist bereits weit geöffnet, wenn Sie bewusst atmen können, stille Meditation sowie Tiefenentspannung beherrschen und durch Rückführungsübungen seelisch

Belastendes erkannt haben. Nun sind Sie bereit, sich selbst mit Energie zu versorgen.

In Anlehnung an das östliche spirituelle Wissen unterscheidet man heute im Allgemeinen sieben Chakren, die vom Rumpf aufsteigend bis zum Kopf angeordnet sind. Quantenphysikalisch lassen sie sich exakt lokalisieren, denn an diesen Hauptenergiezentren wird die vitale Quantenenergie der Biophotonen verwirbelt und über den ganzen Körper verteilt. Ausgangspunkt des Chakrensystems ist das Wurzelchakra, das in Höhe des Steißbeins liegt. Darüber befinden sich das Nabelchakra, das Chakra des Solarplexus, das Herzchakra sowie das Halschakra. Das Stirnchakra liegt etwas oberhalb der Augenbrauen mitten auf der Stirn, während sich das Scheitelchakra unmittelbar unter der Schädeldecke befindet. Jedem Energiezentrum ordnet man eine bestimmte Farbe innerhalb des sichtbaren Lichtspektrums zu. Spirituell hoch entwickelte Menschen können übrigens an der Intensität der farbigen Aura ablesen, welchen Energiestatus das jeweilige Chakra hat.

Die Energiewirbel der Chakren entfalten sich kegelförmig vom Rücken zur Vorderseite des Körpers hin. Eine Ausnahme ist das Scheitelzentrum, dessen Abstrahlung zur Schädeldecke hin verläuft. Ist ein Mensch energetisch unterversorgt oder sogar ausgebrannt, so ist dies ein Zeichen dafür, dass die Energie an den Chakren gestaut ist. Die Häufigkeit von Rückenleiden im Zusammenhang mit Burn-outs kommt deshalb nicht von ungefähr. Macht man sich klar, dass unsere Energiezentren an der Wirbelsäule entlang aufgereiht sind, so kann man sich vorstellen, wie sich eine verspannte oder gar gekrümmte Haltung auswirkt: Die einzelnen Wirbel werden seitlich verschoben oder vertikal zusammengepresst, wodurch sie die Energiebahnen blockieren. Für einen ungehinderten Energiefluss ist es deshalb nicht nur wichtig, die Chakren anzuregen, sondern zunächst zu einer gesunden

Haltung zu finden, innerlich wie äußerlich. Metaphorisch gesprochen: Wer unter Energiemangel leidet, muss den aufrechten Gang neu erlernen.

Dieses Postulat klingt einfach, in der Praxis aber bereitet das einige Schwierigkeiten. Unsere Körperhaltung ist heute vielfach beeinträchtig und deformiert. Durch überwiegend sitzende Berufe verfallen wir in eine unnatürliche Starre, und da sich die meisten Menschen auch in der Freizeit zu wenig bewegen, fehlt es an der Muskulatur, um sich sitzend aufrecht zu halten. Die Digitalisierung der Arbeitswelt und die damit einhergehende Konzentration auf den Computer tun ein Übriges. Während man etwa im Laufe eines Abends in der Familie viele verschiedene Positionen auf dem Stuhl einnimmt und zwischendurch aufsteht, zwingt uns der Arbeitsalltag in die Bewegungslosigkeit. Bis zu zehn Stunden verbringen viele am Schreibtisch, den Blick unverwandt auf den Computermonitor gerichtet. Da die Selbstwahrnehmung meist aussetzt, verdrängt durch geistige Überforderung, wird dem Betreffenden erst am Ende eines langen Arbeitstags bewusst, dass sein Körper wie eingefroren ist.

Krankenkassen wie die AOK schätzen, dass heute 60 bis 80 Prozent der Deutschen schon einmal Rückenbeschwerden hatten. 40 Prozent der Bevölkerung leiden mittlerweile unter chronischen Rückenschmerzen – sie sind der häufigste Grund für Arztbesuche und Krankschreibungen. Oft sind die Beschwerden so stark, dass es zu langen Krankheitsphasen und sogar zur Frühverrentung kommt. Hinter diesen Zahlen verbergen sich massive Einschränkungen und chronische Schmerzbelastungen, die die Lebensqualität empfindlich mindern. Im Bemühen, weiteren Schmerz zu vermeiden, nehmen die Betroffenen oft sogenannte Schonhaltungen ein, die ihr Leiden verschlimmern. In der falschen Annahme, dass eine eigentümlich verrenkte Ruheposition gut für den Rücken sei, werden sie regelrecht steif. So verhärtet sich die

Muskulatur weiter, und es kommt zu dauerhaften Schädigungen der Wirbelsäule.

Verspannungen im Lendenwirbelbereich und im Schulter-Hals-Bereich sind inzwischen fast die Regel. Sie beruhen auf Fehlhaltungen, die auch seelisch bedingt sind. Früh krümmt sich, was ein Häkchen werden will, weiß der Volksmund. In diesem Sprichwort spiegelt sich wider, was immer mehr Menschen heute erleben und erleiden: eine körperliche Verkrümmung, die auch mit geistiger Unterordnung und seelischer Frustration zu tun hat. Misserfolg, Enttäuschung und das Gefühl, sich einer unberechenbaren Autorität beugen zu müssen, kommen sichtbar zum Ausdruck. Aus hierarchischen Lebensformen im Tierreich kennen wir solche Körpersignale. Sie werden als Demutsgesten bezeichnet, mit denen der Unterlegene seine unterwürfige Haltung zeigt. Werden Ohnmacht und Resignation beim Menschen zur inneren Haltung, so wird diese auf das Körpergefühl übertragen und erzeugt langfristig eine Deformierung des gesamten Rückgrats.

Eine andere Ursache für Haltungsfehler ist im Schicksal der Betroffenen zu suchen. Dazu gehören negative frühkindliche Prägungen, aber auch ererbte Traumata aus früheren Leben, denen sie sich beugen. Ist man sich dieser Traumata nicht bewusst und lässt sie unbearbeitet, wird man von ihnen buchstäblich zu Boden gedrückt. Man kann nicht mehr frei und aufrecht durchs Leben gehen. Wenn wir also sagen, jemand sei niedergeschlagen, so ist dies einmal mehr ein treffendes Sprachbild. Korrigieren kann man solche Fehlentwicklungen mit chiropraktischen Methoden. Doch diese dienen nur der Unterstützung eines Bewusstseinsprozesses, in dem die aufrechte Haltung auch seelisch und geistig im Mittelpunkt stehen sollte. Am Ende dieses Kapitels stelle ich Ihnen daher eine Schüttelübung vor, die Ihre Wirbelsäule lockert und Schmerzen vorbeugt. Zugleich werden dabei seelische und geistige Energien frei, die in direktem Zusammenhang mit den Chakren stehen.

Vergegenwärtigen wir uns demgegenüber, dass die meisten Menschen heute mit blockierten Chakren leben, dann können wir ermessen, wie gefesselt die Menschheit an sich ist, wie gehemmt und unfrei sie sich fühlt. Die kollektiven Befindlichkeitsstörungen ʾwie Krankheit, Depression und Burn-out belegen dies auf beklemmende Weise. Sie sind die Signatur eines Zeitalters, das sich selbstvergessen der Materie verschreibt und die Geheimnisse der ewigen Energieflüsse ignoriert. Erkunden wir jedoch die eigene Seelenchronologie, dann sprengen wir die Ketten, die uns an bloße Materie, an negative Gefühle und falsche Konditionierungen fesseln. Um einen existenziellen Transformationsprozess einzuleiten, müssen wir uns innerlich reinigen und heilen. All die seelischen Wunden, die sich die Menschen im Laufe der überlieferten und nicht überlieferten Weltgeschichte zugefügt haben, müssen also erst einmal erkannt und ausgeleitet werden, bevor wir erfahren, was Leben und Energie im vollen Ausmaß bedeutet.

Je tiefer wir ins Dickicht unseres Unterbewusstseins vordringen und altes Leid transformieren, umso besser können wir unsere Gegenwart und unsere Zukunft gestalten. Der Mensch ist mehr als ein Wassertropfen im Ozean. Wenn wir wirklich wollen, können wir uns all dessen bewusst werden, was wir in der Vergangenheit erlebt haben. Mit der Quantenheilung befreien wir nach und nach verborgene Energien, die uns dann in immer reicherem Maße zur Verfügung stehen. Zugleich schließen wir uns an das universale Energienetz an, das uns fortwährend neue Energie zuführt.

Nachdem sich mein Energiesystem entfaltet hat, kann ich auf die Frage »Glauben Sie an Gott?« nur noch antworten: »Ich glaube nicht nur an Gott, sondern ich weiß, dass es Ihn gibt.«

Im Laufe meines spirituellen Transformationsprozesses habe ich die Erfahrung gemacht, dass die Auswirkungen einer bewussten Hinwendung zu Gott im Gebet, in der Feier eines Gottesdiensts, eines heiligen Sakraments oder Rituals für mich viel intensiver spürbar und beglückender wurden.

Die Wechselwirkungen spiritueller und religiöser Betätigung habe ich als positiv verstärkend erfahren. Das eine und das andere schließen sich nicht aus, sondern bilden eine kongeniale Ergänzung.

Die Aufgaben der Chakren

Sehen wir uns die Funktion der Chakren einmal genauer an. In den folgenden Beschreibungen nenne ich auch die jeweils spezifischen Auswirkungen, die bei Blockaden verursacht werden. Insofern möchte ich Ihnen ans Herz legen, diesen Abschnitt besonders sorgfältig zu lesen, weil er eine klare Selbstdiagnose ermöglicht. Wir können hier auf uraltes Erfahrungswissen zurückgreifen. Es leitet sich nicht aus abstrakten Theorien her, sondern beruht auf jahrhundertelanger aufmerksamer Beobachtung und Systematisierung der Symptome. Daher sollten wir dieses Wissen unbedingt nutzen, um uns selbst besser zu verstehen und uns der tieferen Ursache von Störungen und Defiziten bewusst zu werden.

Stellen wir uns nun den menschlichen Körper vor und bereisen gemeinsam seine Energiezentren in aufsteigender Richtung. Die Basis bildet das Wurzelchakra zwischen Steißbein und Lendengegend. Der Hauptfrequenzbereich der Biophotonen ist hier die Farbe Rot. Aufgabe des Wurzelzentrums ist es, den Körper mit dem Boden zu verbinden, ihn quasi zu erden. Fließen die Energien, so erlauben sie ein harmonisches Verhältnis zur Materie. Ist der Fluss jedoch blockiert, deutet das auf eine Speicherung existenzieller Ängste hin. Dann hat jemand das Gefühl, er stehe auf unsicherem Grund oder ihm werde der Boden unter den Füßen weggezogen. Meist hat er

Schwierigkeiten, für seine materiellen Bedürfnisse zu sorgen und seinen Lebensunterhalt zu verdienen. Menschen mit einem gestörten Wurzelchakra können schlecht mit Geld umgehen, sind oft geizig und von Neid erfüllt. Sie gönnen weder anderen noch sich selbst etwas. Wir erkennen diesen Typus daran, dass er zur Verwahrlosung neigt, sich ärmlich kleidet und schlecht ernährt. Häufig lässt er die Körperhygiene außer Acht. Eine starke Störung des Wurzelchakras dämpft darüber hinaus den Energiefluss von Bioplasma in Beine und Füße. Blockaden sitzen dann häufig auch in den Innenseiten der Oberschenkel, im Knie und in den Fußknöcheln.

Das Nabelzentrum liegt einige Zentimeter unterhalb des Bauchnabels und ist das Sammelbecken für Lebensenergie in Form von Bioplasma. Die Frequenz der ausgetauschten Lichtteilchen entspricht der Farbe Orange. Von hier aus wird die Funktion der sexuellen Drüsen beeinflusst – Hoden und Prostata des Mannes und die Eierstöcke der Frau. Blockierungen des Nabelchakras sind ein Anzeichen für unterdrückte Gefühle wie Angst oder Wut. Viele zwischenmenschliche Probleme haben hier ihren Ausgangspunkt. Dazu gehören sexuelle Störungen, emotionale Abhängigkeiten und Eifersucht. Oft hat der Betroffene ein unterentwickeltes Selbstwertgefühl und lehnt seinen Körper ab. Er kann sich nicht lieben und findet daher auch keine Liebe in anderen. Zuweilen kompensiert er diesen Mangel mit dem exzessiven Ausleben von Sexualität, wodurch das Nabelchakra weiter geschwächt wird. Die Spätfolgen zeigen sich in verringerter Vitalität und vorzeitiger Alterung. Das Nabelchakra stellt bei den meisten Menschen das größte Energieleck dar.

Wird das Verlangen nach sexueller Betätigung hingegen transzendiert und erlauben wir diesen Energien, in die höheren Chakren aufzusteigen, so wird das Nabelzentrum zu einem schier unerschöpflichen Energiereservoir, das unsere innere Biophotonenflamme weiter anfacht. Der damit einhergehende Glückszustand beschleunigt dann unsere spirituelle Transformation und erfüllt uns mit grenzenloser Vitalität.

Das Sonnengeflecht, auch Solarplexus genannt, liegt etwa eine Handbreit über dem Bauchnabel. Es steuert die Verwertung von Nahrungsmitteln und die Ausscheidung von Stoffwechselabfällen. Diese Funktion ist dadurch erklärbar, dass der Solarplexus mit der Bauchspeicheldrüse und der Leber verbunden ist und daher Einfluss auf die Verdauung nimmt. Die Vorzugsfarbe der dort aktiven Lichtteilchen ist die Farbe Gelb. Im Sonnengeflecht wird die Lebensenergie, die vom Nabelzentrum einströmt, nach außen gerichtet. Alles, was wir tun, wird von diesem Chakra in kreativer Weise intensiviert. Ist aber der Energieaustausch an dieser Stelle unterbrochen, so bestimmen Aggression und Kampf das Handeln, und die kreative Lebensenergie fließt zerstörerisch nach außen. Bei einer unausgewogenen Solarplexusfunktion kommt es leicht zu unmäßigem Machtstreben. Oft missachtet der Betreffende die Rechte und den freien Willen anderer, ist angriffslustig und herrschsüchtig. Ihm ist dann buchstäblich eine Laus über die Leber gelaufen. Die Ursache liegt in hier gespeicherten, verdrängten Emotionen wie Hilflosigkeit, Passivität und Ohmachtgefühlen.

Kommen wir nun zum Herzchakra. Es ist für das Energiesystem des Menschen von zentraler Bedeutung, da es genau in der Mitte des Energiekanals liegt, der die Chakren miteinander verbindet. Es vermittelt zwischen den drei unteren, materiell orientierten Energiezentren und den drei oberen, geistig orientierten Energiezentren. Die Elektronen des Herzchakras tauschen im Bereich des sichtbaren Lichts vorwiegend grüne Lichtteilchen aus. Physiologisch korrespondiert das Herzzentrum mit der Thymusdrüse, die für das Immunsystem und damit für die Abwehr von Krankheitserregern wie Bakterien und Viren verantwortlich ist. Übrigens sprechen wir nicht zufällig vom Herzen als Sitz der Liebe und bezeichnen diese als

»Herzensangelegenheit«: Von diesem energetischen Bereich strahlt die liebevolle Begegnung mit anderen Menschen aus.

Ein mit ausreichend Energie versorgtes Herzchakra schenkt uns auch im weiteren Sinne eine von Liebe getragene Einstellung zur Schöpfung. Wir werden gleichsam zum Überbringer der göttlichen Liebe. Das wirkt sich unmittelbar auf unsere Umgebung aus. Wir können Streit schlichten und andere mit unserer Herzenswärme anstecken, sind mitfühlend und hilfsbereit. Ist das Herzzentrum aber blockiert, nisten sich in ihm Minderwertigkeitsgefühle, Selbsthass und Trauer ein. Man vereinsamt, entwickelt Hass auf andere und geht lieblos mit ihnen um. In einem energetisch verkümmerten Herzchakra kann man die Hauptursache des Burn-out-Syndroms erkennen. Der Betroffene ist nicht mehr fähig, Liebe anzunehmen, und empfindet auch kein Mitleid mit anderen. So spricht man denn auch von einem verschlossenen oder harten Herzen. Eine starke Blockade des Herzzentrums erhöht überdies das Risiko für Herzinfarkte und Lungenkrebs.

Wandern wir jetzt gedanklich höher, so gelangen wir zum Halszentrum. Es liegt auf der Höhe des Kehlkopfs und steuert die Schilddrüsenfunktion sowie die Atemorgane. Die bevorzugte Farbe der ausgetauschten Lichtteilchen ist Türkis. Das Halschakra ist auf der mentalen Ebene für die klare verbale Kommunikation zuständig. Fließt die Energie, können wir uns authentisch selbst darstellen und ungehemmt aussprechen, was uns bewegt. Ist dieses Energiezentrum aber nicht voll geöffnet, dann haben wir Schwierigkeiten, unsere Bedürfnisse, Gefühle und Wahrnehmungen mitzuteilen. Ist das Halschakra unterentwickelt, werden die Gefühle permanent hinuntergeschluckt, und die emotionale Isolation verschlimmert sich. Dieser Typus fällt dadurch auf, dass er schüchtern wirkt und zu Lampenfieber neigt. Er hat buchstäblich einen Kloß im Hals, wenn er versucht, sich zu artikulieren. Man kann darin die Angst ausmachen, sich in seinem Wesenskern zu zeigen.

Das Stirnzentrum wird in der spirituellen Tradition auch drittes Auge genannt. Es ist der Sitz von Kreativität, Visionen und genialen Ideen. Im Bereich des sichtbaren Lichts entspricht das Stirnchakra der Farbe Blau. Es ist mit der Hypophyse verknüpft, einer Hormondrüse, die unter anderem Wachstum, Fortpflanzung und Verdauung reguliert. Wenn das Stirnzentrum aktiviert ist, so schafft dies die Voraussetzung für die Entwicklung eines hohen Bewusstseins.

Die Elektronen beginnen Photonenfrequenzen auszutauschen, die oberhalb der Frequenz von Gedanken liegen. Der Betreffende besitzt eine überdurchschnittliche Intuition und kann Fähigkeiten wie Hellsehen und Präkognition ausbilden. Übt er sich regelmäßig in der stillen Meditation, so erreicht er mühelos den Zustand absoluter Gedankenfreiheit des Geistes, also reines Bewusstsein. Energieübungen, die sich auf das dritte Auge richten, haben unmittelbar spürbare Auswirkungen. Wenn sich das Stirnzentrum öffnet, nehmen wir zunächst einen leichten Druck hinter und über den Augenbrauen wahr, danach ein angenehmes Prickeln. Hier entstehen die ersten Glücksfunken, die in der Folge weiter aufsteigen und dabei helfen, unser Himmelstor, das Scheitelzentrum zu öffnen.

Die innere Freiheit, zu der uns das Stirnchakra verhelfen kann, ist unbeschreiblich. Dieses Energiezentrum verleiht uns Schutz gegen negative äußere Einflüsse und gibt uns eine unverbrüchliche innere Stärke, ja, Erhabenheit. Zugleich erlangen wir die volle Hoheit über alle emotionalen und mentalen Prozesse. In diesem geistig orientierten Energiezentrum liegen große Transformationschancen. Wird es stetig angeregt und mit Energie versorgt, können wir in Kontakt zu früheren Leben treten und uns unserer Stellung im Universum bewusst werden.

Sukzessive lernen wir, diese Erfahrungen in unser Bewusstsein zu integrieren. In Verbindung mit einem reinen und warmen Herzen kommen wir zu einem kosmischen Bewusstsein und nehmen unmittelbar wahr, dass alles mit allem verbunden ist. Dies stellt die zweithöchste Stufe der Transformation dar, die wir überhaupt erreichen können. Allerdings ist sie nur denjenigen vorbehalten, die sich um die Erlangung dieser Bewusstseinsstufe durch intensive, regelmäßig absolvierte Quantenübungen bemühen. Ohne spirituelle Transformationsmethoden dagegen bleibt uns die volle Entfaltung und Öffnung des Stirnzentrums verwehrt.

Kommen wir nun zum Scheitelzentrum und damit zum höchsten Punkt des Kopfs. Es krönt das System der Chakren und führt uns zum vollendeten Zustand menschlicher Existenz, zur Erleuchtung. Daher wird es auch Kronenchakra genannt. In der Schwingungsoktave des sichtbaren Lichts entspricht das Scheitelzentrum der Farbe Violett. Körperlich ist es an die Epiphyse geknüpft, die wir bereits als Zirbeldrüse kennen. Sie liegt im Zwischenhirn und produziert das Hormon Melatonin, das vor allem unseren Schlaf-Wach-Rhythmus steuert. Die Zirbeldrüse gilt darüber hinaus als unsere Antenne zum Universum, weil sie äußerst sensibel auf elektromagnetische Strahlung reagiert, auch auf jene, die uns aus dem Kosmos erreicht. Hierbei handelt es sich um hochenergetische Teilchenstrahlung, in denen Protonen, Elektronen und vollständig ionisierte Atome nachweisbar sind. Sie gehen von der Sonne, aber auch von fernen Galaxien und in Form von Eta-Teilchen auch vom Hyperraum aus.

Ein umfassend energetisiertes Scheitelchakra ermöglicht den Austausch hochfrequenter Lichtteilchen, bis hin zur größten erreichbaren Schwingung. Dadurch wird jener maximale Erleuchtungsprozess in Gang gesetzt, den ich im vierten Kapitel beschrieben habe. Dieser Bewusstseinszustand überschreitet das kosmische Bewusstsein, weil es uns den ungehinderten Zugang zum Hyperraum, zum Himmel, öffnet. Ist ein Mensch in diesem Sinne erleuchtet, entzündet er im geöffneten Scheitelzentrum eine gleißende Flamme immerwährenden Glücks. Er hat Gott, die Quelle des Seins, gefunden, durchflutet von Eta-Teilchen. Bei weiterer Entwicklung kann vom Scheitelchakra aus der gesamte Körper von dieser hochfrequenten Lichtflamme ergriffen werden. Die Photonengase in den inneren Raumzeiten der Elektronen nehmen den Zustand höchster Bündelung und Ordnung an. Spirituell interpretiert, ist dies den Gipfel der menschlichen Bestimmung, die volle Entfaltung des spirituellen Potenzials: Erlösung.

Synergien durch Düfte und Farben

Die Chakrenmeditationen am Ende dieses Kapitels werden Sie bei täglicher Durchführung innerhalb kurzer Zeit auf einen spürbar höheren Energielevel heben und Ihr Bewusstsein erweitern. Um diesen Prozess zu befördern, können Sie weitere Synergien nutzen. Sie ergeben sich aus der systemischen Struktur, in welche die Chakren eingebettet sind. Diese korrespondieren nicht nur mit Organfunktionen, Gefühlen und Bewusstseinszuständen, sie sind auch mit Phänomenen der sichtbaren Welt vernetzt. Die Farben hatte ich bereits genannt.

Daneben bringen die spirituellen Lehren jedes Energiezentrum mit bestimmten Edelsteinen, Aromen und Heilpflanzen in Verbindung. Solche Korrespondenzen können wir zur Harmonisierung der Chakren nutzen. Um herauszufinden, was Sie persönlich am besten unterstützt, möchte ich Sie ermutigen, selbst ein wenig zu experimentieren. Manche Menschen sind eher visuell orientiert und haben gute Erfahrungen mit Farben gemacht, andere sind äußerst empfänglich für Gerüche und verwenden gern duftende Öle. Die Kraft der Edelsteine jedoch ist für alle Menschen gleich wahrnehmbar, da sie unmittelbar die Aktivität der körpereigenen Elektronen beeinflussen.

Düfte und Heilpflanzen fanden schon in den frühesten schamanistischen Ritualen Anwendung. Dabei unterschied man Medizinpflanzen, die eine spirituelle Bedeutung im Hinblick auf den Geist der Pflanze hatten, und Heilpflanzen, deren Inhaltsstoffe sich als wirksam erwiesen hatten. Die Blätter und Blüten der Pflanze wurden auf den schmerzenden Bereich des Körpers gelegt, auf dem offenen Feuer verbrannt oder als Sud getrunken. Später ging man dazu über, Auszüge stark duftender Blüten und Pflanze in Ölen zu binden. Solche Öle werden noch heute in der Aromatherapie verwendet.

Den Chakren werden traditionell einzelne Pflanzen gegenübergestellt, die schon durch ihren Duft heilend sein sollen. Ich nenne hier nur einige Düfte, die heute leicht erhältlich sind: Dem Wurzelchakra wird unter anderem Patchouli, Zypresse und Vetiver zugeordnet, dem Nabelchakra Blutorange, Kardamom und Sandelholz, dem Sonnengeflecht Rosmarin, Lavendel, Zimt und Kampfer. Das Herzchakra reagiert auf Rose, Magnolienblüte, Melisse und Geranium. Begleitend zum Öffnen des Halschakras werden Eukalyptus, Grapefruit und Salbei empfohlen, für das Stirnchakra Anis, Minze, Zitronengras und Verbene. Das Scheitelchakra unterstützen Sie mit Veilchenblättern, Jasmin und Olibanum. Wer eine Affinität zu Düften oder auch Kräutertees hat, wird hier einige Anregungen finden.

Beschäftigen wir uns nun mit den Farben. Schon die ägyptische, die vedische und die chinesische Medizin heilten mit Farbenergien. Die Ägypter sollen sogar Farbtempel mit sieben Kammern gebaut haben, die jeweils in einer anderen Farbe des Regenbogenspektrums bemalt waren. Der zu Heilende wurde je nach Krankheitsbild in bestimmte Räume geführt und nahm gleichsam ein Farbbad, um seine Beschwerden zu lindern. Auch chinesische Ärzte arbeiteten früh mit Farben. So wurden beispielsweise Patienten mit Darmerkrankungen geheilt, indem man das Sonnengeflechtchakra mit einer gelben Heilpaste bestrich. Da der Solarplexus für die Nahrungsverwertung und die Ausscheidung von Stoffwechselgiften verantwortlich ist, lag dies nahe. Die Fenster wurden außerdem mit gelben Stoffen verhängt, um den Erkrankten völlig in diese Farbe zu tauchen.

All diese Behandlungsmethoden schlugen deshalb an, weil Farben über die Augen, aber auch über die Haut aufgenommen werden. Sie beeinflussen unmittelbar das Biophotonenfeld, deshalb kann es beispielsweise durch Farblichtlampen angeregt werden. Da Farbe Schwingung ist, richtet sich die Anwendung der Farben nach jenen Chakren, in denen die Schwingungsfähigkeit der Elektronen und deren Photonenaustausch verringert sind. Durch den Farbimpuls wird das Ungleichgewicht bearbeitet und kann langfristig ausgeglichen werden.

Heute gehört die Farbtherapie zum festen Repertoire der Komplementärmedizin. Farbtherapie ist Photonentherapie. Vor allem in der Naturheilkunde konnte man überzeugende Behandlungsergebnisse beobachten. Sie umfassen im Besonderen die Stärkung des Immunsystems, eine raschere Regeneration nach Verletzungen und Operationen sowie das Abklingen von Akne, Ekzemen und Herpes. Auch in der Akupunktur werden zuweilen Farben eingesetzt, indem bestimmte Meridianpunkte gezielt mit Photonen bestimmter Farbe bestrahlt werden. Die Anwendungsmöglichkeiten sind sehr vielfältig. Schon von Nofretete wird überliefert, dass sie ihr Wohlbefinden und ihre Ausstrahlung mit gefärbten Badeölen steigerte.

Falls Sie sich die Zeit nehmen möchten, können Sie beispielsweise vor der Chakrenmeditation ein Vollbad mit einem entsprechend gefärbten Badezusatz nehmen. In einigen Kurkliniken, die sich auf alternative Therapien spezialisiert haben, wird dies bereits angeboten. Der Vorteil liegt darin, dass die gesamte Hautoberfläche die Farbe absorbieren kann. Auch sogenannte Biosaunen sind heute meist mit Farblichtlampen ausgestattet, die den gesamten Körper bestrahlen. Sie können Farben aber auch in anderer Form einsetzen, beispielsweise durch farbige Kleidung oder indem Sie eine Wand oder ein ganzes Zimmer Ihrer Wohnung farbig streichen.

Zur Erinnerung: Das Wurzelchakra stimulieren Sie mit der Farbe Rot, das Nabelzentrum mit der Farbe Orange, den Solarplexus mit Gelb und das Herzchakra mit Grün. Das Halschakra energetisieren Sie mit Türkis, das dritte Auge mit Blau und das Scheitelzentrum mit der Farbe Violett. Wenn Sie zum Beispiel die energetische Aktivität Ihres Herzchakras verstärken möchten, dann wirkt eine grüne Farblichtlampe zusätzlich unterstützend. Sie können aber auch zu Beginn und am Ende einer Chakrenmeditation die jeweilige Farbe innerlich visualisieren. Stellen Sie sich diese Farbe als intensiv pulsierende Fläche vor oder visualisieren Sie einen farbigen Nebelschleier, der Sie umgibt. Sie sind dann wie eingehüllt in die Farbe und können sie mit bewusstem Atmen tief in sich aufnehmen.

Heilende Steine

Eine überaus nachhaltige Wirkung auf unsere Chakren haben Mineralien und Edelsteine. In ihnen spielen gleich zwei Faktoren zusammen: ihre Farbe und ihre spezifische Kristallstruktur. Von alters her üben Edelsteine eine große Faszination auf Menschen aus, wegen ihrer Schönheit, aber auch wegen ihrer Seltenheit. Sie wurden in längst versunkenen Zeitaltern und in der Antike verwendet, um den Geist zu reinigen und innere Klarheit zu gewinnen. Ein reiner Bergkristall zum Beispiel vermittelt aufgrund seiner regelmäßigen Form einen geordneten und heilen Idealzustand, nach dem wir uns alle sehnen und den wir in unseren Bemühungen um spirituelle Transformation anstreben.

Schon seit fast drei Jahrzehnten beschäftige ich mich mit der Steinheilkunde, in Fachkreisen auch Lithotherapie genannt. Mitte der 1980er-Jahre reiste ich zum ersten internationalen Kongress, der das Heilen mit Edelsteinen zum Thema machte. Er war von Daya Sarai Chocron initiiert worden, einer Pionierin der Steinheilkunde. Damals lernte ich Menschen kennen, die sich sehr intensiv mit Edelsteinen befassten und überall auf der Welt danach suchten.

Die Erkenntnisse der modernen Physik bestätigen die rein intuitiven Empfindungen, die wir beim Betrachten eines Edelsteins haben. Jeder Edelstein besteht aus kristallinem Material. Das heißt: Die Atome sind sehr hoch geordnet, in allen drei Raumrichtungen. Auch das Licht, das in einen Kristall fällt, wird daraufhin geordnet und damit kohärent gemacht. Den Einfluss auf den menschlichen Körper wiederum kann die Biophysik erklären. Er beruht darauf, dass unsere Biophotonen, die den chemischen Stoffwechselprozess der Zellen steuern, im Idealfall hoch kohärent sind. Wenn nun Lichtteilchen – Photonen – in den Kristall eindringen, werden sie von den regelmäßigen Atomanordnungen reflektiert. Die innere Strukturordnung ist eine ganz wesentliche Eigenschaft der Biophotonen. Deshalb kann ein Edelstein dazu beitragen, dass wir aus dem äußeren Quantenfeld stärker mit kohärenten Photonen versorgt werden.

Aber nicht nur das: Die in Edelsteinen enthaltenen Elektronen können in ihren Atomorbitalen sehr viel Energie speichern, falls sie dem Sonnenlicht ausgesetzt sind. Ein Teil der von der Sonne eingestrahlten Lichtenergie wird von Kristallen gleichsam veredelt, also in kohärente Photonen umgewandelt. Die Farbe von Edelsteinen entsteht durch positiv geladene Metallionen, die sich in den Kristallgittern eingelagert haben. Je nach Metall, seien es etwa Chrom- oder Eisenionen, absorbieren sie bestimmte Wellenlängen des Lichts, laden sich also mit Lichtfrequenzen auf und geraten dadurch in einen angeregten, äußerst energiereichen Zustand. Da immer nur eine bestimmte Lichtfrequenz und damit eine bestimmte Farbe des Sonnenlichtspektrums absorbiert wird, nimmt der gesamte Edelstein eine entsprechende Farbe an.

Im Zusammenhang mit der Chakrenstimulation werden nach wie vor häufig farbige Edelsteine verwendet, die den Farben der jeweiligen Energiezentren entsprechen. Allerdings ergibt sich dabei eine schwerwiegende Problematik: Manche Edelsteine, die wir erwerben, gehören ihrer Herkunft nach zu einem größeren Kristall. Dieser ist in einer Druse, einem kugelförmigen Hohlraum, gewachsen, zusammen mit anderen Kristallen, die alle aus der gleichen flüssigen Ausgangssubstanz hervorgegangen sind. Wenn man nun einzelne Stücke aus einem zusammenhängenden Kristall herausbricht, bleiben sie selbst über größere räumliche Distanzen hinweg energetisch aneinandergekoppelt. Sie tauschen auf der Elektronenebene permanent weiter Erfahrungen aus, positive wie negative.

Die Geschwisterkristalle streben stets einen energetischen Ausgleich an, sodass keiner von ihnen einen herausragenden Level erreicht. Nehmen wir den drastischen Fall an, dass ein Geschwisterkristall des Amethysten oder Rubins, den Sie erstanden haben, auf dem Altar eines Satanisten liegt. Dann wird ein Teil dieser destruktiven Energieinformation auch Ihren Stein erreichen. Ohne dass Sie es ahnen, sind Sie also über eine unsichtbare Kette mit vielen anderen Steinen verknüpft, deren Besitzer Sie nicht kennen, deren eventuell negative energetische Muster sich aber durch den Stein auf Sie übertragen.

Daher habe ich mich von der herkömmlichen Lithotherapie als Element der Quantenheilung abgewandt, jedoch mit einer Ausnahme: dem Naturdiamanten. Von jeher gilt er als König der Steine. Was ihn von allen anderen Edelsteinen unterscheidet, ist seine Eigenschaft, keine unkontrollierte Fernkopplung zuzulassen. Während andere Edelsteine und Kristalle negative Energie speichern, die als destruktive Gedanken und Gefühle in Form von Lichtmustern übernommen und weitergeleitet werden, existiert der Diamant ohne Geschwisterkristalle – er ist immer ein Einkristall. Und wegen seiner außergewöhnlichen Härte verfügt er über eine so hohe Eigenschwingung, dass sich dort keine negativen mentalen Schwingungsmuster einspeichern können. Die energetische Reinheit haben Naturdiamanten außerdem der Tatsache zu verdanken, dass sie keine Metallionen enthalten. Sie bestehen zu 100 Prozent aus Kohlenstoff, dem wichtigsten materiellen Baustein organischer Moleküle. Unser gesamtes irdisches Leben basiert auf Kohlenstoff, deshalb kann die kohärente Photonenenergie des Diamanten besonders effektiv in unseren Körper eingekoppelt werden.

Die meisten Menschen kennen Diamanten nur in geschliffener Form als kostspielige Schmucksteine, Brillanten genannt. Produkte mit Naturdiamanten in kleiner Körnung dagegen sind relativ erschwinglich, und wir brauchen auch keinen großen Stein, um uns seiner Wirkung zu bedienen. Legen wir ein solches Naturdiamantprodukt auf die Körperoberfläche, wird die Information des geordneten Photonenaustauschs direkt übermittelt, was uns mit kostbarer Energie beschenkt: mit hochgeordneten Biophotonen. Dadurch erhöht sich unser Biophotonenpotenzial, und wir können es für bewusstseinstransformierende Prozesse nutzen. Man kann also durchaus davon sprechen, dass Diamanten unsere spirituelle Entwicklung beflügeln. Nicht von ungefähr sagte man immer schon, der Diamant fordere zur Klarheit auf, zur wahrhaftigen, bewussten Reflexion des eigenen Seins und Tuns. Da geistige und materielle Prozesse auf der

Photonenebene verbunden sind, haben wir einen exakten naturwissenschaftlichen Nachweis für das Erfahrungswissen von Jahrtausenden.

Der Naturdiamant erhöht die Vitalität und die Biophotonenkonzentration so eindrucksvoll wie kein anderer Edelstein. Durch die Methode der Biophotonenmessung wies man nach, wie stark der Naturdiamant auf unseren Energiehaushalt wirkt, wenn wir mit ihm in Berührung kommen. Bei der Dunkelfeldmikroskopie fand man überdies heraus, dass sich spontan das Blutbild verbesserte – verklumpte rote Blutkörperchen trennten sich und waren wieder frei beweglich. Insofern ist es der Gesundheit und der mentalen Entwicklung förderlich, wenn wir Naturdiamantprodukte auf die Chakrenbereiche legen oder sie direkt am Körper tragen.

Mittlerweile gibt es eine ganze Palette erschwinglicher Produkte, die das energetische Potenzial des Naturdiamanten abstrahlen, etwa Energiescheiben, -stäbe oder gläserne Pyramiden, in die eine bestimmte Menge an Naturdiamanten eingelassen sind. Bei der Anwendung auf die Chakren sollte man sich entspannt hinlegen und eines der Naturdiamantprodukte aufsteigend für einige Minuten auf die Chakren legen. Es sind beispielsweise Energiescheiben aus Glas erhältlich, in die ein Karat Naturdiamant eingebettet ist. Die Energiescheibe wird mit den Händen erwärmt und dann aufgelegt. Sie ermöglicht uns, auf der Stelle aus dem Quantenmeer aufzutanken.

Hervorheben möchte ich den Diamantenergiestab, der sich für eine Partnerübung eignet. Dabei nimmt eine Person aufrecht auf einem Hocker Platz, während die andere Person die Chakren links und rechts der Wirbelsäule massiert. Der Effekt wird noch gesteigert, wenn man ein aromatisiertes Massageöl benutzt. Bei dieser Übung werden die Chakren dort angeregt, wo ihre trichterförmigen Energiewirbel ihren

Anfang nehmen, am Rückgrat. Die Chakren-Wirbelsäulen-Massage mit Diamantenergie aktiviert die Essenzelektronen des Zentralnervensystems und verstärkt deren Informations- und Photonenaustausch mit der umgebenden Körpermaterie. In der Folge solcher Anwendungen können tiefe Schichten der Seele berührt und erweckt werden. Sie eignen sich daher besonders als Auftakt einer stillen Meditation oder einer Innenschau.*

Allerdings sollten wir nicht vergessen, dass Hilfsmittel wie Steine, Farben und Düfte uns zwar vitalisieren, aber niemals die eigentliche Bewusstseinsarbeit ersetzen können. Die Aufgabe, sich mit seinem inneren Seelenleben auseinanderzusetzen, kann uns niemand abnehmen. Wir müssen radikal die Eigenverantwortung übernehmen und die nötigen Konsequenzen ziehen. Um es salopp auszudrücken: Eine Instant-Erleuchtung gibt es nicht.

Energieräuber

Achtsamkeit für die Chakren ist ein wichtiger Schritt auf dem Weg zur Transformation. Hier befinden sich die energetischen Schaltstellen, hier ist aber auch das Traumatische und Belastende in den Lichtmustern der Elektronen gespeichert. Chakrenarbeit kann sich als Segen erweisen, denn sie befreit und reinigt uns seelisch und geistig von Grund auf. Zugleich gibt sie uns das Gefühl für unseren Körper zurück, das so oft gestört ist – eine der Bedingungen, unter denen es zum Burnout kommt. Wer einmal seine lebendigen Energieflüsse im Rahmen der Chakrenmeditation gespürt hat, wird daraufhin ein feines Sensorium entwickeln, mit dem er auch Energiever-

---

* Die beschriebenen Produkte können Sie unter www.naturdiamantshop.de beziehen.

luste wahrnimmt. Er wird seinen Körper anders beobachten und fühlen und er wird nach und nach Situationen und Einstellungen vermeiden, die ihm Energie entziehen. Umgekehrt wird er mit Freude alles tun, um seine Energieflüsse zu vervielfachen.

Die Erkenntnisse der Quantenheilung helfen uns, in höchstem Maße achtsam unseren Energiestatus zu regulieren, auch im Alltag. Wenn wir energetisch bewusst durchs Leben gehen, sehen wir die Welt mit ganz anderen Augen. Wir können dann sehr genau registrieren, ob ein Ort, ein Mensch, ein Nahrungsmittel oder eine Arbeit uns energetisch unterstützt oder schwächt. Es werden uns Wechselwirkungen klar, auf die wir vorher nie geachtet hatten. Daher können wir fortan bewusst damit umgehen. Es kommt allein darauf an, sensibel dafür zu werden, wohin unsere Energie fließt.

Jeder kennt beispielsweise die Erschöpfung, die wir nach einem Streit empfinden. Aggressive Auseinandersetzungen kosten sehr viel Energie, die uns anschließend fehlt. Am dramatischsten wirkt sich das Mobbing aus, da es eine Dauerbelastung darstellt. Wir geben dann viel mehr, als wir glauben: Wir verschenken und vergeuden unsere gesamte Energie an Menschen und Strukturen, ohne jemals auch nur die kleinste Energieportion zurückzuerhalten. Im Gegenteil: Bleiben Gefühle von Hass, Ohnmacht und Enttäuschung dann unaufgelöst, werden sie am nachhaltigsten in den Chakren gespeichert, hemmen den energetischen Austausch und verringern unser Biophotonenpotenzial.

Die Auswirkungen sozialen Fehlverhaltens sind bis auf die Zellebene hin nachweisbar. Dort entstehen aufgrund des Energiemangels auf Dauer schwere Krankheiten, die sogar tödlich verlaufen können. Krebs beispielsweise ist im Prinzip ein Geschehen, das auf der Zellebene das zwischenmenschliche Verhalten widerspiegelt. Eine Krebszelle ist asozial. Sie hat verlernt, mit ihrer Umgebung zu kommunizieren, fokussiert sich nur auf sich selbst und ihre eigenen Bedürfnisse. Deshalb ist die Krebszelle schwächer als eine gesunde Zelle, denn ihr fehlt der energetische Austausch. Sie beginnt sich unkontrolliert zu teilen und bringt damit erst ihre eigene Existenz in Gefahr, schließlich auch die Existenz des gesamten Organismus, der sie ernährt. Wenn sich also ein Mensch absolut rücksichtslos verhält und keinen Bezug mehr zu den eigenen inneren Bedürfnissen hat, ist er gesundheitlich ernsthaft gefährdet.

Werden Sie aufmerksam für die kleinsten Verschiebungen Ihres Energielevels. Beim Gespräch mit einem Kollegen können Sie dann genau spüren, wo die sachliche Information aufhört und das Mobbing beginnt. Gehen Sie auf Distanz, wenn sich der Inhalt des Gesprächs in Richtung Klatsch und Verleumdung bewegt, so groß Ihre Neugier auch sein mag. Vermeiden Sie unbedingt, selbst zu Gerüchten beizutragen. Schon der Gedanke daran, dass man eine bestimmte Person nicht mag oder ihr Schlechtes wünscht, löst eine Flut negativer Gefühle aus, die uns permanent schwächen. Lassen wir dann unreflektierten Charakterzügen wie Gier, Neid oder Machtlust freien Lauf, fließen unsere gesamten Energien aus uns heraus und wenden sich den Menschen zu, die wir beneiden oder die wir beherrschen wollen.

Alle negativen Emotionen wie Antipathie, Schadenfreude oder Überlegenheitsgefühle schaden immer auch Ihnen selbst. Sie lagern sich wie Schlacken in Ihren Energiebahnen ab und blockieren Ihre Chakren. Umgangssprachlich ausgedrückt: Über jemanden »herziehen« heißt, sich selbst »runterzuziehen«. Und der letzte Rest Energie, den Sie dann noch zur Verfügung haben, fließt paradoxerweise zu Menschen, die Sie nicht mögen. Deshalb müssen wir durch Bewusstseinsübungen solche Gefühle transformieren und entlassen. Besser noch ist es, sie gar nicht erst entstehen zu lassen. Die spirituelle Einsicht, dass alles mit allem verbunden ist, kann Sie dahin führen, bedingungslos jedem Menschen Respekt und Wertschätzung entgegenzubringen.

Jeder Mensch hat seine Geschichte und jeder ist damit ein Teil des Kosmos, in dem sich Positives und Negatives manifestieren. Wenn Sie das im Gegenüber anerkennen – mit Empathie, vielleicht sogar Mitleid –, verleihen Sie sich Selbstrespekt und können sich auch selbst wertschätzen. Somit überwinden Sie die Unwertgefühle, wie sie beim Burn-out so häufig sind. Auszubrennen heißt nichts anderes, als Strohfeuer der Missachtung und Selbstverachtung zu entzünden, in denen alle Lebensenergie verbrannt wird. Zünden Sie aber Ihre innere Glücksflamme an, so wird sich die Energie in Ihnen zu einem wärmenden Feuer entwickeln, das nie gelöscht werden wird.

Manche Menschen argumentieren, sie könnten sich nicht ändern, weil destruktive Verhaltensweisen nun einmal in ihrem Charakter angelegt seien. Sie beschreiben sich zum Beispiel als aufbrausend, dominant und ehrgeizig und weisen darauf hin, dass diese Eigenschaften substanziell zu ihnen gehörten. Ungehemmtes Ego, krankhafter Ehrgeiz und Destruktivität aber sind Schichten unserer irdischen Manifestation, die nicht notwendig unserem Wesenskern entsprechen, sondern durch falsche Konditionierungen entstanden sind. Was wir also für individuelle Eigenschaften halten, für unseren spezifischen Charakter, ist aus Sicht der Bewusstseinsarbeit lediglich Ballast, den wir uns unbewusst aufgeladen haben.

Oft wird die Selbstwahrnehmung auch durch Zuweisungen von anderen beeinflusst. Es ist ein beliebtes Spiel, sich selbst mit seinen Charakteristika darzustellen, mit den sogenannten Stärken und Schwächen. Da sagt jemand beispielsweise: »Meine Stärken sind Humor, Organisationstalent und Fleiß, meine Schwächen sind Ungeduld, Entscheidungsprobleme und Klatschsucht.« Es ist zu vermuten, dass ein Großteil solcher Zuschreibungen irgendwann einmal von außen kam, von Eltern, Freunden oder von Vorgesetzten. Dennoch werden sie wie unabänderliche Urteile angenommen und nisten sich in der Vorstellung hartnäckig ein. Man denkt dann, dass man tatsächlich diese Eigenschaften aufweist, obwohl es auch ganz anders sein könnte. Also lebt man ein Klischee, nicht das, was wirklich in einem steckt.

Manche Eltern sagen beispielsweise zu ihrem Kind: »Du hast zwei linke Hände« oder: »Du bist unmusikalisch«. Solche Bewertungen wirken oft lebenslang als Blockaden, und man traut sich nicht, das Gegenteil zu beweisen. Besonders hemmend wirken negative Zuschreibungen, aber selbst positive können eine Falle sein. »Du bist ja immer stark« oder: »Du nimmst eben alles mit Humor« – das hören wir zwar gern. Doch damit werden wir auf ein Fremdbild verpflichtet, mit dem sich Erwartungen verbinden. Also wagen wir nicht, einzugestehen, dass die Stärke auch einmal erlahmt oder dass uns das Lachen längst vergangen ist. Dennoch tragen wir weiter die Maske. Wir bemühen uns, selbst unter großen Belastungen stark zu wirken oder eine humorvolle Bemerkung zu machen, mit der wir unsere Verzweiflung überspielen. Haben wir erst einmal eine Rolle angenommen und akzeptiert, sind wir in ihr gefangen. Wir sind nicht mehr authentisch, sondern Darsteller eines anderen Ichs.

Wer jemals den Zustand reinen Bewusstseins erlebt hat, der weiß, dass das, was wir Persönlichkeit nennen, im Grunde eine Illusion ist. Selbst tiefe Prägungen, die in der Kindheit oder in früheren Leben stattfanden, können deshalb transformiert werden. Das gleicht einer inneren Revolution. Was uns zuweilen als unabänderliches Schicksal oder Karma erscheint, ist lediglich eine Aufforderung, alles damit Zusammenhängende zu überwinden und uns davon zu erlösen. Dann fließt die Energie, und wir können sie zur weiteren Vervollkommnung eines liebevollen, harmonischen Lebens nutzen.

Einer der größten Energieräuber unserer Zeit ist der auf allen gesellschaftlichen Ebenen, insbesondere in den Medien propagierte, allgegenwärtige Sexismus. Die extreme Überbetonung der Sexualität verführt die Menschen zusätzlich zur Ausbeutung ihrer vitalen Energien. Wer nicht ständig sexy ist, sich nicht ständig um guten Sex bemüht und diesen auch praktiziert, gilt als langweilig und unattraktiv. Dass zu einer stabilen und glücklichen Partnerschaft mehr gehört, ist vielen Menschen abhandengekommen. Häufig wechselnde Partnerschaften und ein stetiger Anstieg von Ehescheidungen sind die Folge, verbunden mit einer Chaotisierung der sozialen und familiären Strukturen.

Tausende von Frauen unterziehen sich jährlich sogenannten Schönheitsoperationen. Sie lassen sich künstliche Implantate aus Silikon einpflanzen, um sexuell attraktiver zu sein, und gehen dabei erhebliche gesundheitliche Risiken ein. Das Bedürfnis, sein äußeres Erscheinungsbild zu verbessern, ist groß. Umso geringer ist das Bestreben, durch Transformation des Bewusstseins die eigene Lebensqualität für Körper, Seele und Geist nachhaltig zu verbessern und zu verschönern. Mehr Schein als Sein.

Das Ende der Feindschaften

Ich weiß, dass sich diese Sicht der Dinge nicht von einem auf den anderen Tag einstellt. Selbst bei Menschen, die bereits mit ihrer spirituellen Entwicklung begonnen haben, sind Energieverluste auf der zwischenmenschlichen Ebene die Regel. Ihnen wird der Gegensatz immer deutlicher, der sich zwischen dem Idealzustand und dem Ist-Zustand auftut. Da sich immer mehr Menschen in einer Frontstellung befinden, in der Logik von Kampf und Angriff, besteht die Welt für sie oft nur noch aus Feinden. Feindschaft aber kostet unglaublich viel

Kraft. Sie ist ebenso wie Abneigung letztlich eine Bewertung, die wir vornehmen. Das absichtslose, bewertungsfreie Bewusstsein kann sich aus Frontstellungen befreien und auf heilsame Distanz gehen.

Jesus Christus ging so weit, dass er den Menschen sogar empfahl: »Liebet eure Feinde!« Selbst wenn wir nicht alle Menschen rückhaltlos lieben, so können wir sie aber respektvoll annehmen und für sich bestehen lassen. Damit verhält man sich weise und erweckt in sich die versöhnende Kraft des Herzchakras. Es gibt keinen Grund, andere zu verachten, weil sie noch vorbewusst denken und handeln. Auch sie haben die Chance auf Entwicklung – allein schon dadurch, dass sie mit Ihnen in Berührung kommen, mit Ihrer Ruhe, Empathie und Friedfertigkeit. Auch solche Menschen können lernen, ihre Gefühle und Gedanken zu erkennen und bewusst zu transformieren.

Was Sie vorleben, macht Sie zum Vorbild. Spiritualität, das habe ich immer wieder erlebt, steckt an. Was der Einzelne praktiziert, lässt andere nicht unbeeindruckt. Man wird spüren, dass Sie zu einer großen Souveränität gefunden haben, dass Sie das Gute und Aufbauende vertreten. Dies verleiht Ihnen eine Aura, zu der sich andere hingezogen fühlen. Unbewusst versuchen sie, mit Ihnen in Resonanz zu gehen, um an dieser inneren Ausgeglichenheit und Ruhe teilzuhaben. Sie müssen nicht missionieren, davon rate ich dezidiert ab. Allein Ihr Beispiel aber wird andere dazu bringen, über ihre destruktiven Muster nachzudenken und eventuell etwas zu ändern.

Bleibt es bei unreflektierten Routinen, so werden die Konflikte im zwischenmenschlichen Bereich zu einem Symptom, das sich auch im Privaten zeigt. Solche Menschen haben oft Partnerschaftsprobleme oder häufig wechselnde Beziehungen. Sie geraten immer wieder in das gleiche Beziehungsmuster und suchen sich immer wieder ähnliche Partner, die ihnen nicht Kraft und Unterstützung geben, sondern kraftraubend und zerstörerisch wirken. Bis es dann an einen Punkt kommt, an dem gar nichts mehr funktioniert und ein Burn-out als Konsequenz des stetigen Energieverlusts alles infrage stellt. Dann sollte man ihn als Chance verstehen, die Muster zu hinterfragen. Erst die Einsicht, dass das Verhältnis zu anderen eine energetisierende Qualität haben sollte, lenkt unsere Schritte in die richtige Richtung. Dann achten wir darauf, wer uns guttut und wer uns innerlich auslaugt.

Beobachten Sie also, wohin Ihre Energie fließt. Werden Sie achtsam für »Energiefresser«: für den Kollegen, der Sie mit Klatsch bedrängt, für den Freund, der Sie gegen einen gemeinsamen Bekannten aufstacheln will, für das Familienmitglied, das Ihnen einredet, Sie hätten den falschen Beruf oder die falschen Freunde. Regen Sie sich nicht darüber auf, unterwerfen Sie sich aber auch nicht den äußeren und inneren Zensoren, die dabei die Bildfläche betreten. Üben Sie sich in Neutralität und freundlicher Distanz, ohne Groll und schlechte Gedanken.

Empfehlenswert ist es allerdings, sich nach einer negativen Begegnung innerlich und äußerlich zu reinigen. Waschen Sie sich die Hände und energetisieren Sie sich neu, indem Sie eine Atemübung machen und Daumen und Zeigefinger so zusammenführen, dass sich die Fingerspitzen berühren. Sofort wird der Energiestrom in Ihnen wieder lebendig, der durch den Kontakt mit destruktiven Gedanken unterbrochen wurde. Sie können sich in respektvoller Distanz davon verabschieden, und Ihre Biophotonenkonzentration steigt wieder an.

Die Energie der täglichen Dinge

Krafträuber können sich auch in weit harmloseren Anlässen und Dingen verbergen. Deshalb ist es wichtig, dass Sie Ihr ganz persönliches Umfeld genauer daraufhin untersuchen, wo Kraftquellen vorliegen und wo »Energiefresser« lauern. Gehen Sie durch Ihre Wohnung und durch Ihr Büro, und schauen Sie sich alles ganz genau an. Was löst das Bild an der Wand in Ihnen aus? Freude? Melancholie? Oder ist es Ihnen gleichgültig? Welche Gefühle haben Sie, wenn Sie die verkümmerte Topfpflanze betrachten, den Stapel unerledigter Post?

So merkwürdig es scheinen mag – die meisten Menschen sind sich gar nicht bewusst, wie ihre Umgebung auf sie wirkt. Sie haben sie nicht daraufhin gestaltet, welche Energie sie ihnen gibt, sondern überlassen die Einrichtung dem Zufall, Spontankäufen oder gleich anderen Menschen. Die Gewohnheit lässt sie darüber hinwegsehen, womit sie sich umgeben, doch das Energiesystem reagiert permanent darauf. Wenn wir etwa Gegenstände in unserer Wohnung haben, mit denen unangenehme Erinnerungen verbunden sind, wird sich unser Energiestatus jedes Mal verringern, wenn unser Blick darauf fällt. Es ist erstaunlich, wie viele Menschen sich mit Dingen belasten, die sie energetisch schwächen. Alles Unbearbeitete, Unklare und Unangenehme bindet Energien, weil unsere Energie unbemerkt in sie hineinfließt. Dazu gehören beispielsweise auch defekte Gegenstände. Sobald wir sie anschauen, haben wir ein schlechtes Gewissen, weil wir sie längst zur Reparatur bringen wollten. Das alles mögen Petitessen sein, in der Summe aber rufen sie deutliche Energieverluste hervor.

Nehmen Sie sich daher einen Tag Zeit, um Ihre Umgebung auf den Prüfstand zu stellen. Verschenken oder entsorgen Sie alles, was Ihnen nichts bedeutet oder negative Gefühle auslöst. Reparieren Sie alles, was defekt ist, oder trennen Sie sich davon. Danach können Sie überlegen, was Ihnen mehr Energie geben könnte. Streichen Sie zum Beispiel eine Wand mit einer Chakrenfarbe, zu der Sie sich hingezogen fühlen. Stellen Sie einen großen Kristall an einer zentralen Stelle auf. Hängen

Sie ein Bild auf, das Ihnen freudige Gefühle und Kraft gibt. Solche Veränderungen bewirken viel. Sie sind Ausdruck von Bewusstheit und führen uns neue Energie zu.

In diesen Kontext gehören auch Schmutz und Unordnung. Selbst ein erklärt unordentlicher Mensch, der mit der Bemerkung kontert »wer Ordnung hält, ist nur zu faul zum Suchen«, leidet tief im Innern unter Energieverlusten, wenn er mehrmals am Tag seinen Hausschlüssel sucht, in seinem Bücherregal vergeblich nach einem Buch fahndet oder abends mit dem Blick auf schmutzige Wäscheberge einschläft. All das widerstrebt unserem natürlichen Bedürfnis nach Ordnung und klarer Struktur. Ohne es bewusst wahrzunehmen, beschäftigen wir uns dann andauernd mit solchen Unstimmigkeiten und lassen zu, dass unsere Energien dorthin fließen.

Eine Bekannte von mir sagte mir zu diesem Thema: »Glück ist, wenn alles an seinem Platz ist.« Und ich kann nur hinzufügen: Wie außen, so innen. Wie wir unsere Umgebung gestalten oder verwahrlosen lassen, ist immer ein Spiegel unserer inneren Verfassung, während umgekehrt die Umgebung Einfluss auf sie nimmt. Auch Seele und Geist mancher Menschen gleichen wahren Rumpelkammern. Sie leben wie Messies, die unterschiedslos alles sammeln und sich nie fragen, ob diese Dinge eigentlich zu etwas dienen oder irgendeiner Sache förderlich sind. Meist bewirken sie das Gegenteil. Übernommene negative Konditionierungen und Reaktionsmuster blockieren das gesamte Energiesystem. Wir müssen also, im Bild gesprochen, äußerlich wie innerlich aufräumen und uns von allem trennen, was uns belastet.

Eine unterschätzte Energiequelle des Alltags ist die Zeit. Das mag verwundern, da doch die meisten Menschen über Zeitmangel klagen. Ständig fühlen sie sich gehetzt und jagen von einem Termin zum anderen. Viele leben quasi nach der Stoppuhr, nach einem selbstauferlegten Rhythmus, der dem Zuviel und dem Alles-Gleichzeitig entspricht. Da wir auf diese Weise ein Grundgefühl des Zeitmangels ausprägen, ist uns meist nicht bewusst, dass es viel »verlorene Zeit« in unserem Leben gibt. Oder, genauer gesagt, Zeit, die uns verloren geht, weil wir sie nicht bewusst füllen oder weil wir sie Nebensächlichkeiten widmen. Fragt man sich nämlich, wie viel Zeit man auf dem Weg zur Arbeit oder zu Verabredungen und Erledigungen verbringt, so kommt man pro Tag leicht auf zwei Stunden. Zwei weitere Stunden und mehr verschlingt der gedankenlose Fernsehkonsum.

Es ist oft verblüffend, wenn wir ein Zeittagebuch führen, in dem wir auflisten, was wir wirklich tun. Probieren Sie es einmal eine Woche lang aus. Überlegen Sie dann, wo Sie Zeit gewinnen können und wie Sie Wartezeiten und Fahrzeiten anders nutzen könnten. In der darauffolgenden Woche sollten Sie ganz bewusst auf alles verzichten, was streng genommen ein Zeitverlust ist – die Stunden vor dem Fernseher, Shoppingtouren, die oft nur aus Langeweile stattfinden, Verabredungen und Einladungen, denen Sie nur aus Pflichtgefühl folgen, die aber im Grunde bedeutungslos für Sie sind.

Schon wenn Sie einmal im Monat eine Woche lang auf überflüssige Beschäftigungen verzichten, werden Sie staunen, wie viel Zeit Ihnen plötzlich bleibt, um sich in der Natur aufzuhalten, zu meditieren oder Ihren ureigensten Neigungen nachzugehen. Schaffen Sie sich Zeitfenster, die nur Ihnen gehören. Nehmen Sie sich und Ihre Bedürfnisse wichtig. Gönnen Sie sich ausgedehnte Meditationen, einen langen Spaziergang im Wald oder eine Massage. Seien Sie gut zu sich, dann können Sie auch gut zu anderen sein.

Die unvermeidbaren Warte- und Fahrzeiten dagegen können Sie fortan sinnvoll nutzen. Gehen Sie in sich, wenn Sie im Bus, in der U-Bahn oder im Auto sitzen.

Als junger Wissenschaftler fuhr ich an jedem Arbeitstag zu meinem Forschungslabor bei der Siemens AG und war dadurch eine halbe Stunde hin und eine halbe Stunde zurück mit der U-Bahn unterwegs. Ich nutzte diese Zeit für eine stille Meditation mit geschlossenen Augen und aktivierte dadurch eine innere Energiedusche. Frisch und munter erreichte ich am Morgen meinen Arbeitsplatz, ausgeruht und erquickt kehrte ich am Abend nach einem anstrengenden Arbeitstag nach Hause zurück.

Hören Sie eine entspannende Musik über Ihren iPod oder andere Geräte. Schalten Sie den Gedankenstrom der Ängste und Befürchtungen ab und konzentrieren Sie sich nur auf den Moment. So geben Sie sich der Magie des Augenblicks hin. Sie werden vielleicht Dinge entlang der gewohnten Wegstrecken entdecken, die Ihnen Freude bereiten: ein schön geformter Baum etwa oder ein bunt gestrichenes Haus. Nehmen Sie alles mit klarem Bewusstsein auf, ohne Bewertungen. Falls Sie mit öffentlichen Verkehrsmitteln fahren, können Sie auch die Augen schließen und sich durch eine einfache Übung mit zusätzlicher Energie versorgen – Genaueres erfahren Sie am Ende dieses Kapitels. Es ist Ihre Haltung, die die Zeit sinnvoll oder sinnlos macht. Und es ist allein eine Frage Ihrer Einstellung, ob Sie unvermeidbare »Zwischenzeiten« mit Ungeduld und Ärger ausfüllen oder mit dem Bewusstsein, dass Sie Energie daraus schöpfen können.

Energie und Ernährung

Energieräuber verstecken sich heute auch zunehmend in unserer Nahrung. Im Zusammenhang mit der mangelnden Biophotonenkonzentration in denaturierten Nahrungsprodukten bin ich bereits kurz darauf eingegangen. Es grenzt schon an Absurdität, dass wir uns heute in einer Weise ernähren, die uns nicht Energie zuführt, sondern Energie entzieht. Vor allem der hohe Zucker- und Fleischkonsum führt inzwischen bei einem Großteil der Bevölkerung zu andauernder Übersäuerung. Die meisten Menschen sind daher auch in biochemischer Hinsicht tatsächlich sauer. Aufgrund ihrer Fehlernährung leben sie fernab vom biologischen Gleichgewicht, das im basischen Bereich liegt.

Auf der körperlichen Ebene wirkt sich das in Erkrankungen wie Stoffwechselstörungen, Gicht und Diabetes aus. Doch die Folgen sind weit umfassender. Sie lösen deformierende Prozesse aus, die in unserer Gesellschaft allenthalben zu beobachten sind. Den wenigsten ist allerdings bewusst, wie sehr sie ihr Energiesystem beeinträchtigen, wenn sie denaturierte Lebensmittel zu sich nehmen. Sie kopieren einfach die schlechten Essgewohnheiten, die sie von ihrem Umfeld lernen oder in der Werbung sehen: Süßigkeiten, Fastfood, Wursterzeugnisse und Fertigprodukte gehören für viele heute zur normalen Ernährung.

Wer etwas gesundheitsbewusster ist, ohne sich allerdings wirklich mit dem Energiestatus von Nahrung auseinanderzusetzen, wird perfiderweise häufig in die Irre geführt. Um beispielsweise den täglichen Kalziumbedarf zu decken, ist es sinnvoll, frische Nahrungsmittel zu essen, etwa Bananen, Milchprodukte, grüne Gemüse und Nüsse.

In dieser Form kann das Kalzium vom Körper optimal resorbiert werden. Die Mineralwasserindustrie jedoch gibt jedes Jahr mehrere Hundert Millionen Euro für Werbung aus, in der behauptet wird, Mineralwässer seien aufgrund ihrer Mineralstoffe äußerst gesund. Verschwiegen wird dabei, dass wir Kalzium aus dem Wasser nur in geringem Maße aufnehmen können.

So werden wir systematisch von den Medien belogen oder desinformiert. Mir ist keine einzige wissenschaftliche Studie bekannt, die nachgewiesen hätte, dass die in Mineralwasser enthaltenen anorganischen Mineralstoffe eine positive Wirkung auf unsere Gesundheit haben. Auch der Zusatz von synthetischen Vitaminen ist ein massiver Etikettenschwindel, weil er ungesunde Produkte nicht gesünder macht. Die Zufuhr künstlicher Vitamine ist höchst umstritten. Manche Experten halten sie für wirkungslos oder gar schädlich, da unter anderem die sekundären Pflanzenstoffe wegfallen, die wesentlich zur Vitaminverwertung gebraucht werden.

Die Menschen werden heute zwar älter als früher, doch der allgemeine Gesundheitszustand der Bevölkerung ist weit schlechter. Es ist wenig erstrebenswert, älter zu werden, wenn die letzten Lebensjahrzehnte von Gebrechen und Siechtum bestimmt sind. Das Leben sollte eine Qualität haben, und der Mensch ist hineingestellt in eine natürliche Welt, deren unerschöpfliche Energiereservoire er durch seine Lebensweise nutzen kann. Bei minderwertiger Ernährung werden Stoffe, die wir im Übermaß aufnehmen, als Schlacken eingelagert. Die Menschen werden übergewichtig, und dadurch entstehen enorme Belastungen.

Der Körper muss mehr Stoffe, die er nicht braucht, ausscheiden, um sich zu entgiften. Da dies die natürliche Kapazität der Ausscheidungsvorgänge häufig übersteigt, ist der Körper dann übersättigt mit Chemikalien, die seinen Stoffwechselorganen Schwierigkeiten bereiten. Menschen, die toxisch belastet sind, erkennt man an der verminderten Biophotonenabstrahlung. Ihr Körper ist ständig im Stress, biochemisch Dinge zu verarbeiten, die er eigentlich gar nicht braucht. Das entzieht ihm dauerhaft Energie.

Im Rahmen der Fehlernährung ist auch der Missbrauch von Genussmitteln wie Alkohol und Nikotin zu nennen. Man sieht bei solchen Menschen, dass sie schneller altern. Ein Raucher wirkt mit Mitte 40 oft wie ein Sechzigjähriger, hat mehr Falten, ist müde und kraftlos. Der gesamte Alterungsprozess hat sich wie im Zeitraffer beschleunigt, und seine Lebenserwartung sinkt. Menschen dagegen, die sich naturgemäß ernähren, können den Alterungsprozess weit hinausschieben. Ihr organisches Alter liegt dann bis zu zwei

Jahrzehnte unter dem kalendarischen Alter, weil ihre Zellen energetisch optimal versorgt sind. Die modernen Lifesciences erkennen immer mehr Zusammenhänge, wie Menschen ihr Leben verlängern können – nicht in dem Sinne, dass sie den Zustand von Vergreisung und Hinfälligkeit verlängern, sondern dass sie bis ins sehr hohe Alter über die volle Leistungsfähigkeit verfügen.

Fatalerweise neigen gerade Menschen, die unter Stress stehen, zu energetisch schlechter Ernährung. Statt eines guten Mittagessens wird der Schokoriegel zwischendurch bevorzugt und sehr viel Kaffee getrunken, um den Energiemangel durch kurzzeitig anregende Stoffe zu überdecken. Wir können darin ein Suchtverhalten erkennen, mit dem die Betroffenen versuchen, ihre fehlenden Energien und den äußeren Druck auszugleichen. Dasselbe gilt für Alkohol. Es ist ein Teufelskreislauf, der damit in Gang gesetzt wird und der die Probleme beschleunigt zum Vorschein bringt.

Irgendwann wird unser Körper mit dieser Situation nicht mehr fertig. Wenn man weder Ruhe- noch Regenerationsphasen hat und auch nicht über das Bewusstsein für die tatsächliche Lebenssituation verfügt, dann fängt man an zu verdrängen. Man versucht, die emotionalen und mentalen Probleme durch Genuss zu kompensieren. Das zeigt sich im typischen Verhalten eines Rauchers. Wenn er unangenehme Gefühle unterdrücken will, greift er zwanghaft zur Zigarette. Durch den kurzen Kick der Nikotinzufuhr überspielt er etwas Wesentliches, denn darunter liegt ein Gefühl, das verarbeitet werden will, dem man sich aber nicht stellt.

Die euphemistische Bezeichnung von Giften wie Alkohol, Nikotin und Koffein als »Genussmittel« demonstriert sehr eindringlich, wie sehr wir uns von unseren natürlichen Bedürfnissen und von der Wahrnehmung unseres Körpers entfernt haben. Ein Kind empfindet weder Alkohol noch einen bitteren Kaffee als wohlschmeckend, und auch den Rauch einer Zigarette hält es nicht für etwas Genussvolles. Erst im jugendlichen Alter lernt es, dass der Konsum dieser Dinge sozial erwünscht ist und Zugehörigkeit signalisiert. Ein gesellschaftlicher Druck entsteht, und wer sich ihm entzieht, wird leicht zum Außenseiter. Also unterdrückt man auch das Missempfinden, das sich nach einem Abend mit Alkohol und Zigaretten unweigerlich einstellt. Die Übelkeit und die Kopfschmerzen werden nicht als Lernprozess begriffen, diese Gifte künftig zu vermeiden, stattdessen betäubt man solche Symptome mit Medikamenten. Eine aufmerksame Beobachtung des Körpers findet also gar nicht mehr statt.

Gerade im Suchtverhalten, wozu auch der exzessive Zuckerkonsum gehört, lässt sich die Perversion einer Gesellschaft ablesen, in der Selbstwahrnehmung und das Bewusstwerden von Bedürfnissen keinen Platz mehr haben. Viele haben das Gefühl dafür verloren, was ihr Körper braucht und wie er mit Energie versorgt werden kann. Sie empfinden auch nicht mehr den Energiezuwachs durch natürliche Lebensmittel oder Bewegung, weil sie gleichsam auf den schnellen Kick abgerichtet sind. Eine bewusste Lebenseinstellung ist daher nur auf der Basis einer veränderten Ernährung und der Reflexion von Suchtverhalten möglich. Entgiftung ist, wie auch bei Geist und Seele, das oberste Gebot.

Erweitern wir nun die Perspektive, so dürfte uns klar werden, dass jede Nahrung Information enthält, aufgrund der gespeicherten Erfahrung in ihren Elektronen. Dieser Umstand sollte uns nachdenklich machen, wenn wir die Nahrungsmittelerzeugung in den Blick nehmen. Vor allem das Fleisch, das wir essen, transportiert in der Regel eine Fülle negativer Erfahrungen wie Angst, Schmerz und Panik. Durch die üblichen Methoden der Massentierhaltung werden die Tiere auf engstem Raum eingepfercht und mit billigsten Abfallprodukten wie Fischmehl und Tierabfällen ernährt. Die brutale Art der

Schlachtung tut ein Übriges, um die energetische Information in katastrophaler Weise zu verändern.

Fleischkonsumenten essen gleichsam die Todesangst eines Huhns, das bei lebendigem Leibe verbrüht wird, sie essen den unerträglichen Schmerz eines Rinds, das vom Bolzenschuss nur unzureichend betäubt wurde und noch lebt, wenn es zerteilt wird. Nach den Wechselwirkungsgesetzen der Physik steckt in einem Stück Fleisch eben auch die Information des Horrors und der seelischen Not, durch die das Tier bei seiner grausamen Schlachtung gegangen ist. Wir nehmen diese Information auf und speichern sie, tragen also diese Schreckensszenarien in uns. Mehr noch: Die Hormondrüsen von Tieren, die getötet werden, schütten in der Todesbedrohung Stoffe aus, die das Bewusstsein des Tiers dämpfen, betäuben und dem Tier dabei helfen, den Horror zu verdrängen. Daher kann man davon ausgehen, dass der Mensch beim Verzehr von Fleisch auch diese bewusstseinstrübenden Stoffe aufnimmt und dadurch innerlich abstumpft und verdrängt. Wenn die Menschen die Tiere, die sie essen, selbst töten müssten, wären die meisten wohl schon Vegetarier.

Fleischverzicht wirkt sich daher überaus rasch aus. Als ich mich vor 25 Jahren auf eine überwiegend fleischlose Ernährung umstellte, wurden meine Träume klarer, und der Zugang zu unbewussten Schichten fiel mir zusehends leichter. Das Erinnerungsvermögen wuchs, lange zurückliegende Ereignisse und Erlebnisse aus früheren Leben kamen mir ohne große Anstrengung zu Bewusstsein. Seither gehe ich äußerst achtsam mit allem um, was ich zu mir nehme.

Eine vegetarische Ernährung ist unter diesen Umständen nahezu unumgänglich. Wir können alle im Fleisch enthaltenden Nährstoffe wie Eiweiß und Vitamin B auch aus pflanzlichen Lebensmitteln aufnehmen, insofern besteht kein Grund, die fleischbetonte Ernährung länger zu praktizieren.

Hin und wieder unterstütze ich die reinigenden Prozesse, die sich besonders wirkungsvoll durch Fasten zeigen. Alle spirituellen Traditionen kennen das Fasten als klärende Übung. Wenn wir eine Weile ganz auf Nahrung verzichten, können wir unseren Körper von Ablagerungen und Schlacken befreien. Das betrifft toxische Stoffe, aber auch all jene negativen Erfahrungen, die wir über die Nahrung aufgenommen haben.

Besonders möchte ich Ihnen das ausgiebige Trinken von Wasser ans Herz legen, mindestens ein bis zwei Liter am Tag. Auch der Durst ist nämlich oft überdeckt und wird nicht richtig wahrgenommen. Viele Menschen essen, wenn sie eigentlich durstig sind, und bringen damit ihre Energieflüsse ins Stocken. Äußerst wichtig ist das Trinken, wenn wir durch Meditationsmethoden eine energetische Blockade gelöst haben. Auf der physischen Ebene ist deren Auflösung immer damit verbunden, dass sich das chemische Milieu in den entsprechenden Chakren verändert. Daraufhin will der Körper die dort gebundenen Schlacken und Schadstoffe ausscheiden, was nur gelingt, wenn wir ihm genügend Wasser dafür zur Verfügung stellen. Das Wasser sollte möglichst rein und frei von Mineralstoffen sein. Am besten eignet sich dafür eine Wasseraufbereitungsanlage, die durch Umkehrosmose Kalziumionen, gelöste Schwermetalle und andere Schadstoffe ausfiltert, und durch Ionisierung den pH-Wert des gereingten Wassers in den basischen Bereich einstellt.

Was auch immer Sie möglicherweise verändern wollen – tun Sie es in stetiger Rückkopplung zu Ihrem ganz persönlichen Körpergefühl. Lernen Sie sich selbst kennen und beobachten Sie, was Ihnen guttut. Das ist nicht immer sofort spürbar. Ein opulentes Fünfgängemenu wird Sie vielleicht im Moment zufrieden machen. Doch schon kurze Zeit später sollte Ihnen auffallen, dass Sie müde werden, antriebsschwach und kraftlos. Dasselbe trifft für Rauchen, Kaffeetrinken, Zuckerkonsum und Alkoholmissbrauch zu. Entscheidend ist,

dass Sie die Folgeerscheinungen im Blick haben – die Kopfschmerzen bei übermäßigem Nikotingenuss, die Magenbe-
schwerden und das Herzrasen nach zu viel Kaffee, der vom
Insulin ausgelöste Blutdruckabfall nach Süßigkeiten, der Ka-
ter nach einer durchzechten Nacht. Der Körper möchte uns
damit mitteilen, dass er diese Stoffe ablehnt. Wir sollten auf
ihn hören und seine Bedürfnisse nach natürlicher, energierei-
cher Nahrung und ausreichend Wasser respektieren.

Die Grundregel lautet, dass wir gut zu uns selbst sein sollten, um dem Gesamtsystem Gutes zuzuführen. Ganz von allein werden wir dann auch unser Umfeld gut behandeln, aus
dem Wissen um die Verbundenheit heraus, aber auch wegen
der Einsicht, dass jegliches destruktive Handeln uns selbst genauso schädigt wie das Gegenüber. Werke der Liebe aber
münden immer in eine Bündelung und Ordnung der Energi-
en, in die Vermehrung des Bioplasmas und in höhere Be-
wusstseinsgrade.

Übung 5: Energiemeditationen

Um das gesamte energetische Potenzial unserer Energiezentren
zu aktivieren, sind spezielle Körper- und Bewusstseinsübungen
vonnöten. Sie steigern nicht nur Gesundheit und Wohlbefinden,
sie markieren auch aufeinander aufbauende Stufen hin zum spirituellen Transformationsprozess, dem obersten Ziel der Quantenheilung.
Eine wichtige Vermittlerrolle für die Herzchakra-Meditation spielen die Hände. Unsere Handinnenflächen können sehr effektiv
Bioplasma abstrahlen und auch auf die Chakren übertragen. Diese Eigenschaft machten sich spirituelle Heiler seit Jahrtausenden
zunutze, indem sie Krankheiten durch die Kunst des Handauf-
legens neutralisierten.
Zur Vorbereitung auf die beiden Chakrenmeditationen empfeh-

le ich Ihnen eine spezielle Lockerungsübung. Sie dient der Auflösung von Blockaden. Durch die anschließende Herzchakra-Meditation bekommen Sie ein Gefühl für die Energieflüsse in Ihrem Körper. Die dritte Übung führt Sie dann allein mit dem Bewusstsein zu Ihren Chakren.

Diese drei Energieübungen besitzen für die Quantenheilung größte Bedeutung. Sie wirken unmittelbar auf Blockaden, setzen Energieflüsse frei und tragen zur Neubildung von Bioplasma bei.

Lockerung

Die folgende Übung ist dazu gedacht, energetische Blockaden zu lösen, die durch unterdrückte Gefühle wie Wut, Resignation, Traurigkeit und Angst verursacht werden. Diese sind in den unteren vier Chakren gespeichert, im Becken-, Bauch- und Brustbereich. Die Wirkung der Methode beruht auf einer Lockerung der blockierten Chakren. Dafür führen wir Schüttelbewegungen aus, die einem Bauchtanz ähneln.

- Stellen Sie sich aufrecht hin und konzentrieren Sie sich gedanklich auf Wurzelchakra, Nabelchakra und Sonnengeflechtchakra. Spüren Sie den Energieflüssen nach, die dort wirksam sind.
- Nun versetzen Sie Becken und Bauch in Schwingung, indem Sie schnelle, kreisende Bewegungen rund um die senkrechte Achse Ihres Körpers ausführen. Lassen Sie alle Muskeln gelockert.
- Besonders die Bauchmuskulatur ist oft verspannt, durch Haltungsfehler oder durch die Angewohnheit, den Bauch einzuziehen. Atmen Sie bewusst in diesen Bereich und steigern Sie dann das Tempo Ihrer Bewegungen, bis sie einem Schütteln gleichen.

Wiederholen Sie diese Übung mehrmals täglich. Falls Sie Schmerzen empfinden, die sich als »Seitenstechen« äußern, brechen Sie die Übung nicht ab. Die Schmerzen werden durch einen Stau des Bioplasmas verursacht. Sobald die Blockaden freigeschüttelt sind und die Energiebahnen sich öffnen, löst sich der Schmerz auf, und die Energie kann wieder frei von Elektron zu Elektron fließen. Dies können Sie unterstützen, indem Sie den Schmerz bewusst annehmen und in ihn hineinatmen.

Sie werden übrigens feststellen, dass der Schmerz weiter nach oben wandert, je länger Sie diese Übung anwenden. Dies ist ein Zeichen dafür, dass die Chakren in der Reihenfolge ihrer Anordnung aufsteigend geöffnet werden. Dabei fließt von den oberen Chakren Energie in den Bauchbereich, um die dort freigelegten Energiesenken und Blockaden aufzufüllen.

Wenn Sie diese Lockerungsübung über einen längeren Zeitraum hinweg absolvieren, begleitet sie die Reinigung und Entfaltung Ihres Energiesystems auf sehr kraftvolle Weise.

Herzchakra-Meditation

Diese Methode eignet sich, um die Selbstheilung anzustoßen und offen für die anschließende Chakrenmeditation zu werden.

- Reinigen Sie sich zunächst durch die stille Meditation von allen Gedanken und Gefühlen, um Ihre Biophotonenkonzentration zu erhöhen und auf der Ebene reinen Bewusstseins agieren zu können.
- Legen Sie nun die linke Hand mit der Innenfläche auf das Herzchakra. Die rechte Hand legen Sie – ebenfalls mit der Innenfläche – auf einen Punkt, den Sie aufgrund von Beschwerden behandeln möchten.
- Dabei schließt sich ein energetischer Regelkreis, in der Heilersprache als Triangulation bekannt. Das Wort deutet an,

dass zwei Punkte mit etwas Drittem verknüpft werden: Wir verbinden die Glücksflamme in unserem Bewusstein mit den beiden Bereichen, die wir mit unseren Händen berühren. Dadurch entsteht ein intensiver Energiefluss von Bioplasma.

- Nehmen Sie aufmerksam wahr, was geschieht. Das lebendige Biophotonenfeld Ihres Körpers erhält jetzt alle Informationen des Herzchakras, um an jeder Stelle optimal versorgt zu werden. Spüren Sie den Energieflüssen nach, die vom Herzchakra aus in Ihren gesamten Organismus ausstrahlen und Ihre Seele leuchten lassen.

Chakrenmeditation

Bei dieser Chakrenmeditation setzen Sie sich aufrecht hin, entweder auf einen Stuhl oder mit gekreuzten Beinen auf den Boden. Die Hände ruhen locker auf den Oberschenkeln.

- Reinigen Sie Geist und Seele mit der stillen Meditation, bis alle Gedanken und Gefühle dem reinen Bewusstsein weichen.
- Wenn die Glücksflamme des reinen Bewusstseins entzündet ist, stellen Sie sich vor, dass das Licht und die Energie dieser Flamme Ihren gesamten Körper durchströmt. Verharren Sie etwa drei Minuten in diesem Zustand.
- Richten Sie nun den Bioplasmastrom Ihres reinen Bewusstseins gezielt auf Ihre Chakren. Sie brauchen sich also nur den Ort vorzustellen, an den die Energie fließen soll. Beginnen Sie beim Wurzelchakra und steigen Sie dann immer höher, bis zum Scheitelchakra. Verharren Sie bei jedem Chakra etwa zwei Minuten.

Mit ein wenig Erfahrung werden Sie nach einigen Tagen spüren, welches Chakra die größte Licht- und Energiemenge verwirbelt. Lenken Sie von dort aus die Energieflüsse in alle Bereiche, die

unterversorgt sind oder wo Sie auf der Gefühls- und Handlungs-
ebene Defizite wahrnehmen. Der wohlige Strom, der Sie daraufhin durchfließt, vermittelt Ihnen das Gefühl der Liebe – es ist
Biophotonenenergie.

6. ACHTSAM –
ein erfülltes Leben

Die Kraft des Loslassens

Das Leben führt uns unweigerlich zu Wegkreuzungen, an denen wir uns entscheiden müssen: Wollen wir alles beim Alten belassen oder haben wir den Mut, unser Leben zu verändern? Ein Burn-out stellt uns an solch eine Wegkreuzung. Er lässt uns schmerzhaft erkennen, welche strukturellen Fehler sich zu Gewohnheiten verfestigt haben und wie schädlich sie sich auswirken. Insofern ist ein Burn-out der Krise im Verlauf einer schweren Krankheit vergleichbar, in der sich entscheidet, ob der Patient den Durchbruch zur Gesundung schafft. Das gilt auch im weiteren Sinne für Zuspitzungen systemischer Krisen in Politik, Wirtschaft und Gesellschaft. Dann steigern sich die schwächenden Faktoren entweder bis hin zu Instabilität und Zusammenbruch, oder es erfolgt ein radikales Umdenken.

Nicht immer aber werden aus Krisen die richtigen Schlüsse gezogen. Ein Blick auf unser globales Finanzwesen lehrt uns, dass auf die offensichtlichen Fehler, die zur Krise führten, keine entscheidenden Korrekturen oder gar eine Neuorientierung erfolgten. Das Krisenmanagement in Wirtschaft und Politik verschleiert oft nur die Tatsache, dass Systeme und Subsysteme längst ihre Funktionsuntüchtigkeit bewiesen haben. Im Bemühen, den finalen Absturz zu verhindern, werden die fatalen Mechanismen sogar noch verstärkt. Überschuldung wird mit Neuverschuldung beantwortet, Gewalt mit weiterer Gewalt. Das dringend nötige Umdenken wird hinausgeschoben, weil damit ein Abschied verbunden wäre. Genau das jedoch fällt schwer, weil man dann aufgerufen ist, das gesamte Wertefundament neu zu überdenken. Wahrscheinlich ahnen viele, die an den Schaltstellen der Macht sitzen, dass sie gar keine anderen Wertesysteme haben, an denen sie sich orientieren könnten. Also vermeiden sie alles, was zu einer Auflösung des Bekannten führen könnte – obwohl sie letztlich wissen, dass das System dadurch dem Untergang geweiht ist. Nach uns die Sintflut, das ist eine verbreitete Mentalität.

Ähnlich reagieren viele Menschen, die eine persönliche Krise durchmachen. Überarbeitung und Gefühle der Sinnlosigkeit beantworten sie mit noch mehr Arbeit, Beschwerden durch ungesunde Lebensweisen mit noch mehr Ernährungsfehlern und Süchten. Erst dann, wenn es zum totalen Zusammenbruch kommt, sind sie möglicherweise bereit, ihr Leben einer ehrlichen Prüfung zu unterziehen. Es ist mir daher ein großes Anliegen, all jenen, die sich bereits in der Nähe eines Burn-outs befinden, die Augen zu öffnen. Mit Selbstwertschätzung und Achtsamkeit kann jeder von uns heilsame Umwertungen vornehmen, lange, bevor er völlig ausbrennt. Weit wirkungsvoller aber ist es, wenn man bereit ist für die umfassende Transformation. Sie ist keine lästige Pflicht, sondern der Weg zu innerer Balance und unendlichem Glück. Alles wird sich daraufhin positiv verändern: das Verhältnis zu sich selbst, aber auch das Verhältnis zu Arbeit, Familie und Freunden. Wer sich transformiert, wird zur Quelle des Glücks, für sich und für alle, mit denen er zu tun hat.

Je mehr Menschen sich für die spirituelle Transformation entscheiden, desto stärker wird ihre Strahlkraft, desto größer ist aber auch erst einmal der Widerstand gegen die Veränderung. So, wie wir es bei den ökonomischen und politischen

Entscheidern beobachten, wird es auch im persönlichen Umfeld des Transformierten einige Menschen geben, die am Alten festhalten wollen. Allerdings können wir heute schon beobachten, dass sich die Gewichte verschieben. Ich sehe allerorten lebendige Funken, die immer stärker aufleuchten. Das Unbehagen wächst, und auch das Leiden an der Destruktivität wird zusehends größer. Die Frage, die sich für den Einzelnen stellt, lautet also: Bleibe ich Teil der erschöpften, ausgebrannten Gesellschaft oder entwickele ich mich aus ihr heraus? Krempele ich mein Leben um, transformiere ich mich, stelle ich mich meiner Eigenverantwortung und nehme ich mein Leben selbst in die Hand?

Veränderung ist nur möglich, wenn man bereit ist loszulassen. Hält man am Alten, Vertrauten fest, weil es das Einzige ist, was man zu besitzen meint, dann endet diese Verweigerung leicht in einer Katastrophe. Im Zuge der Wirtschaftskrise gab es einige Selbstmorde, die dramatisch belegen, wie ausweglos jene ihre Situation bewerten, die keine Kraft haben, sich auf neue Werte zu besinnen. In Deutschland beispielsweise sorgte der Pharma-Unternehmer Adolf Merckle für Aufsehen, der sich im Alter von 74 Jahren vor einen Zug warf. Er hatte mehrere Milliarden besessen. Durch Fehlspekulation im Gefolge des Crashs der Lehman Brothers Bank verlor er einen Großteil seines Vermögens. Wie gering muss sein Selbstwertgefühl gewesen sein, wie groß seine Scham, dass er in dieser Verzweiflungstat den einzigen Ausweg sah. Auch wenn die Dramen anderer Menschen weniger spektakulär verlaufen, so lässt sich doch eine Gemeinsamkeit vermuten: Sobald sie den herrschenden Strukturen nicht mehr gerecht werden und sich als Versager empfinden, fühlen sie sich auch als Menschen entwertet.

Demgegenüber sollten wir wieder lernen, aus dem großen kulturellen Wertefundus der spirituellen Wurzeln zu schöpfen. Ergänzt um die Quantenheilung, verändert sich unsere Selbstwahrnehmung. Wir erkennen: Unsere individuelle Existenz ist niemals wertlos. Auch mit weniger Geld oder in Phasen von Arbeitslosigkeit können wir uns unseres Aufgehobenseins im universalen Kräftesystem sicher sein. Wir dürfen loslassen, das ist die Botschaft der spirituellen Tradition. Wir dürfen freundlich sein, zugewandt, ausgeglichen, ohne das als Schwäche zu empfinden. Stress, das haben wir in den vorhergehenden Kapiteln erkennen können, ist eine Haltung fortwährenden Festhaltens an Mustern, obwohl sie sich längst als destruktiv erwiesen haben – von der emotionalen Abhängigkeit über das belastende Multitasking bis zu einer ungesunden Lebensführung. Wenn wir aber loslassen, dann befreien wir Körper, Geist und Seele. Alte Konditionierungen fallen ab, und das Bewusstsein übernimmt die Regie.

In der Meditation lernen wir, wie wir loslassen können. Wir hören auf, uns von den Aufgaben und Problemen des Alltags beherrschen zu lassen. Danach betrachten wir umso klarer und leidenschaftsloser, was eigentlich mit uns geschieht. Wenn wir uns nicht mehr konditionieren lassen, werden wir selbst mit Arbeitsbelastungen, Willkür und Mobbing anders umgehen können. All das ist nach wie vor da, doch es verletzt und demütigt uns nicht mehr. Die spirituelle Einstellung erlaubt uns, nichts von anderen zu erwarten und daher auch innerlich nicht mehr von ihnen abhängig zu sein.

Der Mensch ist nicht das, was die Kollegen von ihm halten, was der Chef über ihn sagt oder was er in den Augen seiner privaten Bezugspersonen darstellen sollte. Was wir also loslassen müssen, ist das Fremdbild, das wir uns zu eigen gemacht haben und das auf strukturell falschen Mustern beruht. In der Meditation wird uns das bewusst. Wir atmen alles Belastende aus und versorgen uns mit der notwendigen Quantenenergie, um künftig alle Herausforderungen bestehen zu können. Wir machen diese aber nicht mehr zu Gradmessern unseres Werts.

Loslassen ist etwas, das in unserer Kultur keinen hohen Stellenwert hat. Alles zielt darauf ab, Dinge und Menschen an sich zu binden und sich daran zu klammern, wenn die Zeichen einer beginnenden Krise unübersehbar werden. Viele fürchten, ihren Halt zu verlieren, wenn sie freiwillig loslassen. Deshalb müssen wir begreifen, dass uns gerade das Gewohnte, auf das wir uns allzu lange verlassen haben, den Boden unter den Füßen wegzieht. Die Kampfhaltung verschafft uns nicht mehr Unabhängigkeit, sondern engt unser Handlungsspektrum ein. Die aggressive Kommunikation lässt uns nicht wachsen, sondern entzieht uns Energie. Das Leben im Hamsterrad macht uns nicht leistungsfähiger, sondern lähmt unsere Kräfte. Und selbst das Festklammern an einen Partner, der uns eigentlich nicht guttut, vermittelt nicht Sicherheit, sondern tiefe Verunsicherung.

Finden wir den Halt in uns selbst, sind wir vor jedem Sturz gefeit. Die Voraussetzung dafür ist größte Achtsamkeit im Umgang mit sich selbst. Solange wir an destruktiven Mustern festhalten, gestatten wir es uns nicht, unsere Gefühle ernst zu nehmen und unsere Erschöpfung einzugestehen. So driften wir in den Burn-out, blind und taub für die Signale, die uns alarmieren sollten. Werden wir dagegen achtsam auch für kleinere Befindlichkeitsstörungen, so können wir nach den Ursachen forschen. Wir halten unsere Erschöpfung und unsere körperlichen Schmerzen nicht mehr für ein Versagen und sehen der Wahrheit ins Gesicht: Ganz offenbar haben wir unsere Bedürfnisse missachtet. Die jedoch haben eine unhinterfragbare Berechtigung. Wir können leistungsfähig sein, ohne unsere Kräfte auszuhöhlen. Wir können uns Familie und Freunden in Empathie zuwenden, ohne dies als zusätzliche Belastung einzustufen. Überforderung ist keine Normalität, sie ist der Hinweis darauf, dass wir nicht achtsam waren.

Den eigenen Rhythmus finden

Wir haben unser Schicksal in der Hand. Aus einer bewussten und nachhaltig transformierten Existenz heraus können wir alles loslassen, was uns nur scheinbar Halt gibt, in Wirklichkeit aber fesselt – fremdbestimmte Rollen, übernommene Überzeugungen, konditionierte Verhaltensmuster, auslaugende Beziehungen, falsche Freunde. Wir nehmen uns selbst in allen Facetten wahr, und weder mit exzessiver Arbeit noch Süchten müssen wir unser Unbehagen überdecken. Wir wagen es, uns unseren authentischen Gefühlen zu stellen und unseren ureigensten Sehnsüchten. Ich selbst kenne die grenzenlose Erleichterung und das Glück des Loslassens. Aber niemand ist davor gefeit, sich zuweilen von Bewertungen des Außen irritieren zu lassen, obwohl er bereits ein höheres Bewusstseinsstadium erreicht hat. Dann haben wir prinzipiell die Möglichkeit, uns sofort wieder unseres eigenen Seins und unserer eigenen Energie zu vergewissern. Schon eine kurze Atemübung reicht aus, um wieder in sich zu ruhen. Man kann sich bei der Konfrontation mit negativen Gefühlen auch kurz zurückziehen und eine Hand auf das Herzchakra legen, während Daumen und Zeigefinger der anderen Hand sich berühren. Probieren Sie es aus und Sie werden eine ungekannte Stärke in sich wachsen fühlen.

Ein entwickeltes Bewusstsein ist nicht der Kontemplation an einem ruhigen Ort vorbehalten. Es gibt uns auch genau dort Kraft, wo uns Probleme und Konflikte erwarten. Auf diese Weise können wir das Loslassen in unser Leben integrieren und Energiestaus innerhalb von Minuten verhindern. Dies ist eine Lebenskunst, die uns vor Verletzungen und Fernsteuerungen bewahrt. Sie kann uns sogar die Absurdität vieler Situationen vor Augen führen, die wir früher als bedrückend empfunden haben. Wichtig ist lediglich, dass wir uns immer dabei spüren, unseren Atem, unsere Energieflüsse, unsere lebendig pulsierenden Chakren. Das Leben ist ein Tanz. Das ist ein sehr gutes Bild, mit dem wir uns veranschaulichen können, welche Erkenntnis das Loslassen beschert: Nichts ist unabänderlich, nichts ist sakrosankt. Indem wir loslassen, bringen wir die Verhältnisse in Bewegung, vielleicht sogar zum Tanzen. Sobald wir sie aber passiv hinnehmen, versteinern wir.

Darüber hinaus haben wir die Chance, selbst innerhalb der starr wirkenden Raster der Arbeitsgesellschaft eigene Freiräume zu schaffen. An erster Stelle steht hier der bewusste Umgang mit der Freizeit. Sie sollte einen Gegenpol bilden. Es ist zum Beispiel äußerst heilsam, in bestimmten Zeitfenstern bewusst nicht elektronisch zu kommunizieren. So lösen wir uns äußerlich wie innerlich aus dem krank machenden Geflecht, in das wir uns verstrickt haben. Niemand ist gezwungen, übermüdet und erschöpft noch spät in der Nacht seine E-Mails zu bearbeiten. Tut er es dennoch, oft wider besseres Wissen, so können sich Körper, Geist und Seele nicht mehr regenerieren. Die wenigen Energiereservoirs werden weiter geschwächt, und neue Energie kann nicht mehr zugeführt werden.

Entscheiden Sie ganz bewusst, ob es nach sieben Uhr abends und am Wochenende wirklich nötig ist, sich dem nie endenden Kommunikationsstrom auszusetzen. Selbst private Telefonate und E-Mails stören den natürlichen Rhythmus von Anspannung und Entspannung. Sie stehen stets in Konkurrenz zum Hier und Jetzt und damit in Konkurrenz zur »Echtzeit-Kommunikation«. Nichts ist beglückender, als sich auf den Partner oder auf einen Freund zu konzentrieren, unbehelligt von Störfaktoren wie Anrufen oder eingehenden E-Mails. Die virtuelle Welt verblasst, das Jetzt entfaltet seinen Zauber. Gleichzeitig wählt man sehr viel bewusster aus, mit wem man seine Zeit verbringen möchte. Die gängige Floskel »Wir telefonieren« ist oft ein Signal dafür, dass wir die Gegenwart desjenigen gar nicht sonderlich schätzen, dem wir einen Anruf versprechen. Mit ihm lediglich zu telefonieren hält ihn allerdings nur scheinbar auf Distanz. In Wahrheit werden wir durch Telefonate permanent vom eigentlichen Leben abgelenkt. Wir zerstreuen unsere Aufmerksamkeit und vergeuden unsere Energien, statt sie auf die wirklich wichtigen Tätigkeiten und Menschen zu richten.

Eine einzige intensive Begegnung mit einem Menschen, der uns etwas bedeutet, ist mehr wert als 100 oberflächliche Telefonate. Dass wir sie dennoch führen, zeigt, dass wir der Quantität statt der Qualität den Vorzug geben. Das Mehr ist dann für uns wichtig, nicht das Was. Analog zur beruflichen Kommunikation halten wir die Menge der Kontakte für entscheidend, nicht ihre Relevanz. Wir sollten dies reflektieren und eine bewusste Auswahl treffen. Schon bald werden wir feststellen, dass sich unsere Beziehungen und damit auch unsere Lebensqualität positiv verändern – wir haben unseren eigenen Rhythmus gefunden.

Die mediale Selbstbeschränkung ist natürlich auch im Hinblick auf Körperübungen und Meditation unerlässlich. Es dauert eine Weile, bis wir von der elektronischen Überreizung in einen ruhigeren Modus zurückschalten. Wer gerade ein Telefonat beendet oder seinen Laptop zugeklappt hat, kann sich nicht einfach vornehmen, wie auf Kommando ruhig zu werden. Betrachten Sie sich als eine Leinwand, auf der ein harmonisches Bild entstehen sollte. Wenn Sie zulassen, dass jeder beliebige Kommunikationspartner seine Spuren auf dieser Leinwand hinterlässt, werden Sie nur eine willkürliche Ansammlung von Pinselstrichen und Farbklecksen sehen, aber kein Bild mehr. Deshalb ist Achtsamkeit auch das Bewusstsein dafür, wer und was uns beschäftigt und damit Energien bindet. Sehr bald werden wir herausfinden, wer und was unsere Energien beflügelt, statt sie abzusaugen.

Dasselbe gilt für den Arbeitsalltag. Nur zu gern lassen wir

uns von Unwichtigem ablenken, weil wir meinen, dass es uns ein wenig vom Druck entlastet. Letztlich aber verschleudern wir damit unsere Energie. Angebrachter ist es, einen natürlichen Rhythmus aus höchster Konzentration und entspannenden Pausen zu gestalten. Die Angewohnheit, sogar die Mittagspause entfallen zu lassen, ist ein sehr sichtbares Zeichen dafür, dass wir solche Rhythmen nicht mehr intuitiv spüren. Durch bewusste Selbstbeobachtung und Achtsamkeit werden Sie ein Gefühl dafür entwickeln, wann Sie eine Pause benötigen. Leider sind die Pausenzeiten meist normiert und beschränken sich auf die Mittagszeit. Doch Sie können auch mentale Auszeiten nehmen, ohne Ihr Büro zu verlassen.

Sobald Sie an einen Punkt kommen, an dem Sie sich kraftlos fühlen, sollten Sie kurz aufstehen und sich dehnen. Falls Sie in einem Großraumbüro arbeiten, können Sie die Toilette aufsuchen und dort Ihren Körper strecken. Das ist eine Notlösung, aber besser, als bewegungslos am Schreibtisch zu verharren. Ideal wäre es, wenn Sie fünf Minuten an die frische Luft gehen und dort Licht und Sauerstoff tanken. Sprechen Sie mit Ihrem Arbeitgeber. Schlagen Sie ihm vor, dass Sie mehrere kurze Pausen möchten und die versäumte Arbeitszeit nach Feierabend nachholen werden. Rauchern beispielsweise wird dies meist zugestanden, warum also nicht auch Ihnen? Wenn Sie sechsmal am Tag eine fünfminütige Pause einlegen, ergibt das lediglich 30 Minuten längere Präsenz im Büro. Der Effekt für Ihr Wohlbefinden aber wird diese halbe Stunde weit überwiegen. In den neu geschaffenen Pausen können Sie Atemübungen machen, sich auf ein Cha-kra konzentrieren oder einfach Ihren Blick entspannen, indem Sie ihn auf einen Baum richten.

Mit der Zeit werden Sie Ihren eigenen Rhythmus finden. Sie werden auch vielleicht dazu übergehen, einzelne freie Tage zu nehmen, statt ausschließlich längere Urlaubszeiten einzuplanen. Diesen Tag sollten Sie dann ganz der Erholung vorbehalten, nicht irgendwelchen Erledigungen. Meditieren Sie, hören Sie ganz bewusst eine Musik, die Ihr Herz öffnet, bewegen Sie sich im Freien. Tun Sie alles, was Ihnen Energie verleiht. Das entspannt Ihren Körper und reinigt Ihren Geist und Ihre Seele. Sie gewinnen Abstand und damit die innere Freiheit zurück, die Sie brauchen, um nicht auszubrennen. Ohnmacht und Hilflosigkeit entstehen nur, wenn wir uns ausliefern. Doch Sie haben Gestaltungsmöglichkeiten, die Sie selbstbewusst nutzen sollten.

Neue Arbeitsformen

Das Phänomen des Burn-outs ereignet sich vorzugsweise in belastenden Arbeitsumfeldern. Insofern wäre zu fragen, ob die immer häufigeren Ausfallzeiten durch Burn-outs zu einem Umdenken der Unternehmen führen werden. Schließlich wird ihnen irgendwann auffallen, dass solche Krankheitstage volkswirtschaftlich zu Verlusten führen und den Erfolg des Unternehmens gefährden. Es ist kein Geheimnis, dass hohe Krankheitsquoten und demotivierte Mitarbeiter die Produktivität hemmen und funktionierende Arbeitsabläufe langfristig sabotieren. Daher ist es auch eine Bedingung der ökonomischen Überlebensfähigkeit, dass in den Unternehmen ein Umdenken erfolgt. Es sollte darauf abzielen, den Menschen in seiner Vitalität zu erhalten und zu fördern. Firmen, die dieses Thema erkannt haben, sind auf Dauer wesentlich kreativer und erfolgreicher.

Ich sehe deutliche Anzeichen dafür, dass sich die rigide und menschenverachtende Unternehmensführung ihrem Ende zuneigt. Der Mensch und seine Arbeitskraft sind eine kostbare Ressource. Langsam setzt sich die Erkenntnis durch, dass Nachhaltigkeit auch in wirtschaftlichen Strukturen einen hohen Wirkungsgrad hat. Wenn man die Mitarbeiterführung unter diesem Gesichtspunkt anschaut, muss jedes Unternehmen ein starkes Interesse haben, seine Mitarbeiter gesund zu erhalten. Schon jetzt kann man feststellen, dass beispielsweise familienfreundliche Unternehmen mit flexiblen Arbeitszeiten und einem Betriebskindergarten weit produktiver sind. Das ist nicht nur eine Frage der Organisation des Alltags, sondern auch der seelischen Entlastung. Wer sicher sein kann, dass seine Familie und besonders die Kinder nicht zu kurz kommen, arbeitet effizienter als jemand, der mit seinen Gedanken bei der vernachlässigten Familie ist.

Glücklicherweise begünstigt die Entwicklung auf dem Arbeitsmarkt solche Tendenzen. Durch die demografische Wende sind bereits heute qualifizierte Arbeitskräfte knapp. Auch die Zuwanderung kann diesen Mangel nicht ausgleichen. Unternehmen, die auf hoch qualifizierte Mitarbeiter angewiesen sind, werden nicht umhinkommen, ihnen ein sozial günstiges Umfeld anzubieten. Sie werden außerdem daran gemessen werden, was sie konkret für ein gutes Arbeitsklima tun. Abteilungsleiter und Führungskräfte, die Mobbing dulden, vielleicht sogar als Ausdruck einer erwünschten Konkurrenzsituation zulassen, werden sich nicht weiter halten können. Wir können es uns schlicht nicht mehr leisten, produktive Ressourcen zu vernichten. Auch in großen Unternehmen kommt es darauf an, dass Teambildung und Teamgeist Raum für Kreativität und Effizienz schaffen. Wer Hierarchien als Einladung zum Machtmissbrauch versteht, wird sich ändern – oder abdanken müssen. Die Zukunft gehört dem Miteinander, auch in Arbeitskontexten.

Moderne Unternehmer erkennen heute, dass es immer wichtiger ist, die Komponente des Bewusstseins und die Stärken des Einzelnen zu fördern, weil dies die Innovativkraft eines Unternehmens enorm steigert. Außerdem sorgen sie für transparente, offene Kommunikationsstrukturen und verhindern dadurch Mobbingtendenzen. Wenn es etwa fest vereinbarte Zeiteinheiten gibt, in denen im Team über zwischenmenschliche Probleme gesprochen wird, entsteht eine völlig veränderte Gruppendynamik. Man tauscht mehr Informationen miteinander aus und unterbindet die vielen kleinen Gespräche am Rande, in denen Informationen verzerrend oder diffamierend zirkulieren.

Was dem Burn-out generell entgegenwirkt, sind vom Unternehmen geförderte Teamgespräche, in denen die Mitarbeiter offen über ihre Gefühle und ihre Konflikte sprechen. In der Gruppensituation entstehen dann die Solidarität und das Vertrauen, an dem es beim Mobbing fehlt. Wenn jemand dennoch weiter intrigiert und andere verleumdet, offenbart er damit seine soziale Inkompetenz. Daraufhin kann man ihn auffordern, sein Verhalten zu überdenken und zu verbessern. Spielen sich diese Abläufe ein, unterbleibt der Gefühlsstau unterdrückter und verdrängter Ängste. Jede Emotion findet ihr Ventil im Gespräch, bevor sie zu einer Blockade wird.

Man könnte durchaus sagen, dass ein offenes Gesprächsritual negative Gefühle transformiert. Die Energie, die sich vorher im Verschwiegenen staute, wird frei für die eigentliche Arbeit. Der Einzelne verlässt die emotionale Isolation zugunsten authentischer Wahrhaftigkeit. Unternehmen, die es versäumen, solche Kommunikationsstrukturen zu schaffen, werden untergehen. Sie werden Dinosauriern gleichen, zum Aussterben verurteilt – zu viel Panzer, zu wenig Hirn, salopp gesagt.

Steve Jobs war vermutlich einer der ersten Unternehmer, der dies alles erkannt hat. »Große Dinge in der Geschäftswelt werden nicht von einer Person gemacht, sondern von einem Team«, so sein Credo. Er erlaubte seinen Mitarbeitern die freie Gestaltung von Arbeitszeiten und Pausen. Daneben stellte er ihnen sogar Kicker und andere Spielmöglichkeiten zur Verfügung, damit sie eine Lockerung des Geistes erfahren konnten, wann immer sie wollten. Jobs glaubte an flache

Hierarchien und kreative Teams ohne normierte Vorgaben. Er respektierte die Individualität seiner Mitarbeiter und bot ihnen die Voraussetzung für kreative Höchstleistungen. An ihm werden sich immer mehr Unternehmen orientieren.

Daneben sehe ich eine Renaissance kleinteiliger Organisationsformen. Immer mehr Menschen machen sich heute bewusst selbstständig und arbeiten in kleinen Teams. Auch sie bevorzugen flache Hierarchien und Freiräume, was Zeiteinteilung und Arbeitsrhythmen betrifft. Es spricht viel dafür, dass wir in Zukunft eine Unternehmergesellschaft haben werden, in der der Einzelne wesentlich mehr Verantwortung übernimmt und sich mit seiner Arbeit identifiziert. Das wird nicht nur Burn-outs verhindern, sondern das gesamtgesellschaftliche Klima positiv verändern.

Gesellschaftliche Perspektiven der Transformation

Möglicherweise werden Sie sich wundern, warum ich die Entwicklung derart optimistisch schildere. Male ich die Zukunft in zu hellen Farben? Nun, ich bin davon überzeugt, dass wir einer neuen Zeit entgegengehen, in der das Alte derart morbide wird, dass es in sich zusammenbricht. Das Dunkel kann das Licht nicht besiegen, und bald schon wird es überstrahlt werden. Ich sehe gegenwärtig einen Prozess, in dem die Menschheit mitsamt ihren Systemen vier Phasen durchläuft: Transformation, Polarisation, Zusammenbruch und Erneuerung. Diese Phasen werden sich sukzessive vollziehen, auf dem gesamten Planeten. Das mag beängstigend erscheinen, doch Furcht löst dieser Prozess nur bei jenen aus, die sich ihm entgegenstemmen. Wer die Notwendigkeit der Transformation versteht und sich selbst transformiert, wird nichts zu befürchten haben.

Wir leben in einer Zeit, in der viele hoch entwickelte Seelen im Begriff sind, sich vollständig zu entfalten. Sie haben eine Leuchtkraft, die auf andere Menschen unmittelbar übergeht. Jene, die nicht im Burn-out gefangen sind, sondern durch das Feuer der inneren Flamme leuchten, können weitere Flammen entzünden und solche anfachen, die zu ersticken drohen. Gelebte Spiritualität und Transformation sind dann auch für Menschen spürbar und sichtbar, die aufgrund ihrer Sozialisierung bisher keinen Zugang dazu hatten. Es werden charismatische Menschen in die Öffentlichkeit treten, mit einer Ausstrahlung von Souveränität und Vitalität, die vielen eine neue Orientierung ermöglichen. Ihr Beispiel wird allen zeigen, dass der Weg der Transformation gangbar ist und dass jeder ihn beschreiten kann, um sich neu aufzustellen.

Möglich wird dies durch die quantenphysikalische Gesetzmäßigkeit unserer Wirklichkeit. Wer erleuchtet ist, befindet sich auf dem höchsten Energieniveau. Die innere Ordnung seiner Elektronen, das Photonengas, bündelt sich immer weiter, sodass fortlaufend höherfrequente, energiereichere Photonen entstehen. Über das Prinzip der Resonanz, den Austausch von Energie und Information auf der Elektronenebene, haben auch andere Menschen teil an diesem Zugewinn an Energie. Die Flamme des Erleuchteten wird gleißender, und das inspiriert wiederum andere und beschleunigt sie in ihrer Transformation. Sie werden achtsam, ihr Bewusstsein erweitert sich, und plötzlich erkennen sie, dass ein lichterfülltes, energetisch reiches und glückliches Leben auf sie wartet.

Nie war der Zeitpunkt dafür so günstig wie heute. Ich bin davon überzeugt, dass in den nächsten Jahren fortschreitend ein erhebliches Transformationspotenzial für die Menschheit geschaffen wird. Die Grundlage dafür ist zum einen, dass immer mehr Menschen sich ihrer spirituellen Weiterentwicklung widmen. Zum anderen wird uns unverkennbar kosmische Unterstützung zuteil. Sie zeigt sich in Form deutlich erhöhter elektromagnetischer Strahlung auf der Erde sowie in der eklatanten Zunahme kosmischer Strahlung. Warum sich diese Dinge ereignen, darüber zerbrechen sich Astrophysiker seit Längerem den Kopf. Meine Erklärung ist ebenso einfach wie logisch: Gott selbst, die erschaffende Kraft schlechthin, greift machtvoll in das Geschehen auf unserem Planeten ein. Wir sind auf der Erde nicht uns selbst überlassen. Alles, was hier geschieht, folgt einem größeren, höheren Plan. Ich sehe ein Goldenes Zeitalter anbrechen, in dem jeder Mensch die Möglichkeit hat, sich zu vollständiger Gesundheit und immerwährendem Glück hinzuentwickeln.

Dieses Geschenk müssen wir nur annehmen, durch innere Einsicht, durch Spiritualität, Religiosität und Bewusstheit. Sobald wir die Evidenz des transformierenden inneren Erlebens in seiner Fülle erfahren, erkennen wir unser Bezogensein auf höhere Dimensionen. Es ist eine großartige Frucht unserer abendländischen und auch der asiatischen Kultur, dass wir uns immer wieder erneuern können. Der Mensch hat ein weit größeres Potenzial, als eine materialistisch eingestellte Gesellschaft uns glauben machen will. Christus hat uns gezeigt, dass Religiosität und Spiritualität uns einladen, nicht nur die Nächstenliebe, sondern auch die Liebe zu uns selbst zu entwickeln. Damit meine ich weder Narzissmus noch Eigenüberhöhung, sondern die Freude am eigenen Wert. Wenn wir die göttliche Liebe annehmen, können wir achtsam sein und für uns sorgen, von ganzem Herzen. Aus der Liebe zu Gott heraus öffnen wir uns immer weiter für die Segensströme, die er für uns bereithält. Je mehr wir uns Gott zuwenden, umso stärkere Lebenskräfte können uns zufließen.

Dies ist für mich keine bloße Hoffnung, sondern gelebte Erfahrung. Gott ist die Quelle meiner Glückseligkeit. Seit ich mich ihm geöffnet habe, konnte ich mein System mit Licht erfüllen. Diese Erfahrung möchte ich weitergeben, denn jeder kann dieses Glücksgefühl in sich entzünden, durch verschiedenste spirituelle Transformationsmethoden und durch gelebte Religiosität. Die Quantenheilung bietet uns zusätzliche Hilfestellung, weil sie nicht nur Krankheiten entgegenwirkt, sondern unser Bewusstsein strahlen lässt. Leben wir nicht in einer wunderbaren Zeit, die uns Zugang zu diesen Erkenntnissen verschafft?

Die eigentliche Unterstützung aber erfolgt im wahrsten Sinne des Wortes von ganz oben. Kosmische Energien mit den größten bewusstseinsverändernden Kräften sind die Eta-Teilchen des Hyperraums, des Himmels. Ihre Wirkung auf die Menschen kommt einer geistigen Erweckung gleich. Dabei bewegen wir uns auf eine Phase der Bewusstseinsgeschichte zu, die an weit zurückliegende, längst untergegangene Kulturen anknüpft. Vieles spricht dafür, dass die Erde schon mehrfach spirituell hoch stehende Phasen durchlaufen hat, die jedoch durch die Vorherrschaft materiell orientierter Zivilisationen immer wieder zurückgedrängt wurden.

Wer diese Entwicklungen wahrnimmt und für sich umsetzt, wird zunächst eine ungeheure Steigerung seiner Lebensenergie spüren. Dann wird er aufmerksam verfolgen, wie auch der globale Transformationsprozess seinen Anfang nimmt. Was bezogen auf den Einzelnen als Burn-out sichtbar ist, spiegelt sich auf der gesellschaftlichen Ebene als Ausbrennen der späten Industriegesellschaft wider. Die Brüche und Risse sind schon allerorten sichtbar, und die Krise ist zu einem Dauerzustand geworden.

Man muss kein Prophet sein, um das Kommende aus dem bereits Manifestierten vorherzusagen. Der bevorstehende Kollaps ist nicht mehr aufzuhalten. In allen Bereichen dieses Planeten sehen wir exponentielles Wachstum. Soeben hat der siebenmilliardste Mensch das Licht der Welt erblickt, und die Weltbevölkerung steigt weiterhin rasant an. Wir werden noch mehr Rohstoffe verbrauchen, noch mehr Wasser, das jetzt schon knapp ist. Bald werden die Verteilungskämpfe einsetzen. Über kurz oder lang wird das zu Spannungen zwischen einzelnen Volkswirtschaften führen, und kriegerische Auseinandersetzungen sind nicht ausgeschlossen – schon der Irakkrieg war ein Krieg um Ressourcen.

Wir leben am Abgrund, auch wenn das noch gern verdrängt wird. Ein archetypisches Bild war für mich deshalb das Kreuzfahrtschiff »Costa Concordia«, das im Januar 2012 vor der italienischen Küste auf Grund lief. Immer wieder gingen Fotos durch die Medien, auf denen das halb versunkene Schiff seitlich gekippt im Wasser lag. Eine Hälfte war noch zu sehen, doch jeder wusste, dass es das Symbol einer Katastrophe war. So ist dieses havarierte, mit Schweröl beladene Schiff, das für den Transport von 4000 Menschen so viel Schadstoffemission verursachte wie fünf Millionen Autos, für mich zu einem aktuellen Sinnbild einer heraufziehenden globalen Katastrophe geworden, die den Zusammenbruch unserer gegenwärtigen Wirtschafts- und Finanzordnung nach sich zieht.

Ich persönlich gehe davon aus, dass die Systeme, in denen wir jetzt leben, keinen kontinuierlichen Übergang in ein stabileres, besseres System finden werden. Zunächst werden wir vermutlich Währungsreformen erleben, später aber einen völligen wirtschaftlichen Zusammenbruch. Danach wird ein chaotischer Phasenübergang einsetzen, in dem es zu einer starken Polarisation zwischen dem Alten und dem Neuen kommt. Doch dies ist kein Grund zur Hoffnungslosigkeit, sondern der Auftakt eines grundsätzlichen Erneuerungsprozesses. Es ist auch kein Grund zur Sorge, sondern ein Grund zu persönlicher Vorsorge. Ihm wird die Neuorganisation auf gesellschaftlicher, politischer und ökonomischer Ebene folgen. Dann wird sich erweisen, wer ganz persönlich über genügend Energie und innere Stabilität verfügt, um das Neue zu gestalten.

Kleine soziale Netzwerke werden wichtiger werden, der Zusammenschluss mit Gleichgesinnten, die sich innerlich längst aus der kämpferischen Egogesellschaft befreit haben. Es werden ganz neue Energieflüsse angeregt werden, die innovative Ideen, ein solidarisches Miteinander, spirituelle Bewusstheit und religiöse Erneuerung zum Leitbild aufsteigen lassen. Die Liebe wird einen völlig neuen Stellenwert erhalten, weil nun allein erschaffende Energien gefragt sein werden, während die zerstörerischen Kräfte sich im Untergang erschöpft haben werden. Wenn ein Kind weiß, dass es geliebt wird und die Eltern unverbrüchlich hinter ihm stehen, kann es alle Widrigkeiten der äußeren Welt mit innerer Stärke beantworten. Ganz ähnlich sind wir Menschen in einem liebenden Energiesystem aufgehoben, das uns trägt, über alle Fährnisse hinweg. Transformierte Menschen wissen, wie wichtig die Liebe ist und dass man mit der Liebe alles vermag.

Wer jetzt ausbrennt, sollte den Weckruf nicht überhören. Er hat die Chance, Zugang zu allem zu finden, was ihm Vertrauen und liebende Energien zukommen lässt. Und er hat damit Gelegenheit, zum Ferment einer neuen Gesellschaft zu werden, die alles Destruktive hinter sich lässt. Transformation ist Heilung. Sie setzt unsere besten Kräfte frei, Begeisterung, Empathie, Kreativität. Wir werden aus der seelischen und geistigen Fülle heraus leben, und Burn-outs werden der Vergangenheit angehören. Wir werden die Grenzenlosigkeit unserer Schaffenskräfte wiederentdecken und somit der Schöpfung ein neues Antlitz verleihen. Zu diesem Weg möchte ich Sie ermutigen. Er wird Sie ins Licht führen.

Quellen- und Literaturverzeichnis

Bücher
Antonovsky, Aaron: Stressabbau durch Lebensfreude: Das Modell der Salutognese. Grin, München 2007
Charon, Jean Emile: Der Geist der Materie. Ullstein, Frankfurt/Main, Berlin, Wien 1982
Dröscher, W., Heim, Burkhard: Strukturen der physikalischen Welt und ihrer nichtmateriellen Seite. Andreas Resch Verlag, Innsbruck 1966
Fromm, Erich: Haben oder Sein. dtv, München 2011
Gelernter, David: Gespiegelte Welten im Computer. Hanser Fachbuchverlag, München 1996
König, Michael: Das Urwort – Die Physik Gottes. Scorpio, München 2010
König, Michael: Der kleine Quantentempel. Scorpio, München 2011
Lipton, Bruce: Intelligente Zellen. Koha, Burgrain 2009
Meckel, Miriam: Brief an mein Leben. Rowohlt, Reinbek 2010
Odoj, Bartholomäus: Das Arbeitsgedächtnis: Ressourcenverteilung zwischen Aufgaben-abhängigem Arbeitsgedächtnis und Bewegung. VDM Verlag Dr. Müller, Saarbrücken 2011
Popp, Fritz Albert: Biologie des Lichts. Grundlagen der ultraschwachen Zellstrahlung. Paul Parey Verlag, Berlin, Hamburg 1984
Schirrmacher, Frank: Payback. Warum wir im Informationszeitalter gezwungen sind zu tun, was wir nicht tun wollen, und wie wir die Kontrolle über unser Denken zurückgewinnen. Blessing, München 2009
Sedlacek, Klaus-Dieter: Unsterbliches Bewusstsein. Raumzeit-Phänomene, Beweise und Visionen. BoD, 2008
Seligmann, Martin E. P.: Gelernte Hilflosigkeit. Beltz, Weinheim 2000

Zeitungen und Zeitschriften
Modediagnose Burn-out, in: Deutsches Ärzteblatt, 12/2011
Zahlen zur medialen Erreichbarkeit von Arbeitnehmern, in: Der Standard, 1/2012
Kampf am Arbeitsplatz, in: Wirtschaftswoche 12/2009
Statements von Prominenten zum Thema Burn-out, in: Stern, 40/2011, und Bunte, 40/2011

Weitere Quellen
Zahlen zum Burn-out: WHO, Wissenschaftliches Institut der AOK
Berechnung der Technologiefirma Basex über Verluste von amerikanischen Unternehmen durch Arbeitsunterbrechungen in: zeit.de, 11/2006

Register

239